惊奇人体研究所

大 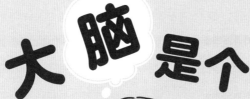 脑 是个

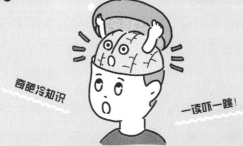

奇葩冷知识　　　一读吓一跳！

超级贪吃鬼

[日]四本裕子 / 编　　[日]小崎雄 / 文
[日]加纳德博 / 图　　宋三三 / 译

U0322517

新星出版社　NEW STAR PRESS

序 言

　　人会思考，有喜怒哀乐，会感到饥饿和困倦……所有身体和心灵上的感受，全都由脑掌控。

　　我们的脑中有成百上千亿个神经细胞。小小的脑中竟能容纳如此海量的细胞，很不可思议吧？不过，人们并没有数过脑中到底有多少个神经细胞，数量也会因人而异。所以，迄今为止，脑中神经细胞的数量还是未知数。

　　正是这些神经细胞的"活动"，让我们具备了思考能力，能够感受喜怒哀乐，以及饥饿和困倦。不过，我们并不清楚，神经细胞究竟是如何做到的。

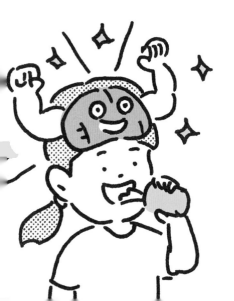

脑如此重要，但至今依然存在数不清的未解之谜，吸引着全世界无数科学家乐此不疲地进行研究。

本书的内容主要摘自一些发表在期刊上的学术论文，我本人虽然也从事脑科学研究，但读到这些内容时，仍然觉得十分有趣。

读完这本书，相信你会对脑有全面的认识。也许，下次再遇到问题时，你就会不由自主地思考："这可能也是脑的作用。"其实，我们研究脑如何思考，这种行为本质上也是脑在进行活动。这样一想，是不是觉得非常有趣呢？

来，让我们一起走进脑的奇妙世界吧！

日本东京大学研究生院综合文化研究科副教授　四本裕子

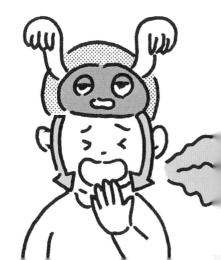

目 录

轻松一刻

脑研究之遗憾篇

第2章 令人惊奇的脑 ·········· 77

轻松一刻

轻松一刻

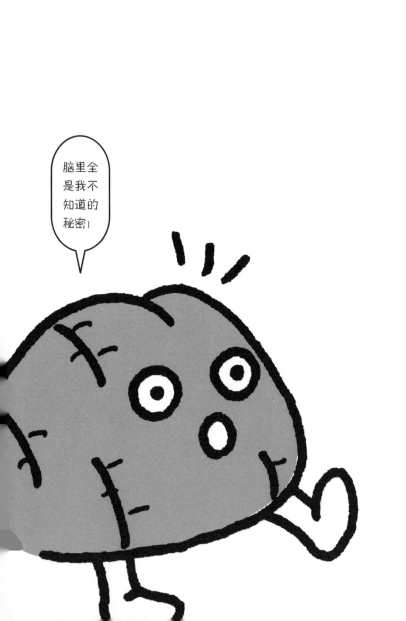

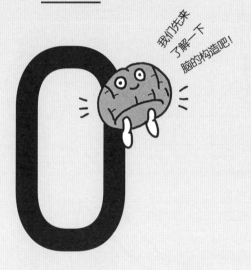

我们先来
了解一下
脑的构造吧！

0

序 章

脑的基本常识

脑控制着我们的身体

身体的各个器官通过神经向脑传递信息，脑根据这些信息发出一系列指令，让我们思考问题、表达情绪或做出动作等，从而控制我们的身体。

脑发出的神经遍布全身

神经细胞相互连接，形成遍布全身的神经系统，负责处理信息。神经系统由中枢神经系统（由脑和脊髓组成）以及遍布全身的周围神经系统构成。

周围神经

从脊髓发出、遍布全身的神经。

中枢神经

由脑和脊髓组成，大量神经细胞聚集在这里。脑整合神经传递的信息做出判断，并通过神经支配身体动作。脊髓与脑的下端相连，神经在这里聚集变粗，形成束状结构。

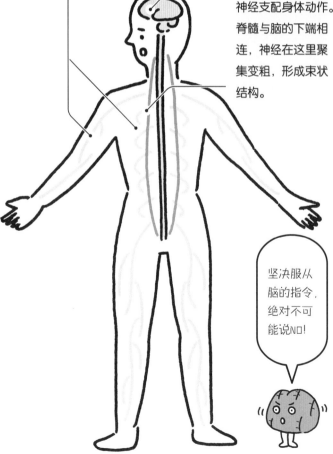

坚决服从脑的指令，绝对不可能说NO！

如何向脑传递信息？

当我们看到桌子上的箱子时，脑会先给眼睛发出指令，眼睛里的神经将箱子的图像信息传给脑，脑就能通过形状、颜色和质感判断出它是箱子。当我们拿箱子时，首先是脑给肌肉发出指令，这个指令会传递给动作神经，驱使我们的身体和手臂去拿箱子。在这个过程中，脑会判断我们与箱子之间的距离，控制肌肉伸缩，调整我们的动作。

哪怕是一个下意识的动作，其实也是脑在处理了大量信息后发出的指令。

拿起箱子

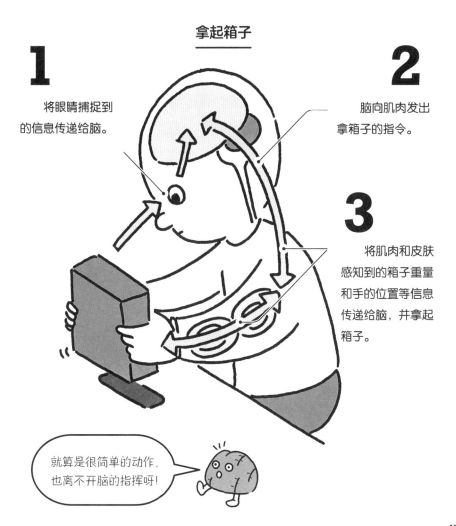

1
将眼睛捕捉到的信息传递给脑。

2
脑向肌肉发出拿箱子的指令。

3
将肌肉和皮肤感知到的箱子重量和手的位置等信息传递给脑，并拿起箱子。

就算是很简单的动作，也离不开脑的指挥呀！

脑可以分为四个部分

脑是人体的一个重要器官，它由大脑、小脑、脑干和间脑四个部分组成。每个部分都分别承担着不同的职责。

脑的构造

从侧面看，脑可以分为四个部分。其中，大脑是脑最主要的部分；小脑位于大脑后下方；脑干和间脑位于大脑下方，靠近脊髓。它们的功能如下图所示。

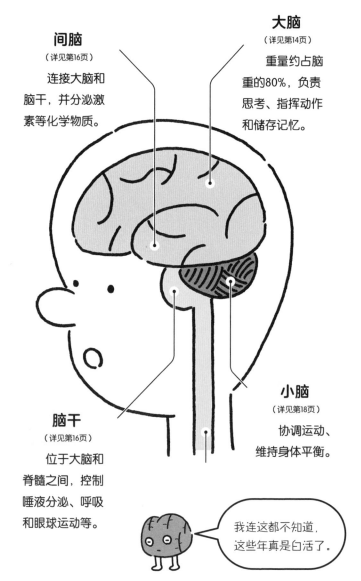

间脑
(详见第16页)
连接大脑和脑干，并分泌激素等化学物质。

大脑
(详见第14页)
重量约占脑重的80%，负责思考、指挥动作和储存记忆。

脑干
(详见第16页)
位于大脑和脊髓之间，控制唾液分泌、呼吸和眼球运动等。

小脑
(详见第18页)
协调运动、维持身体平衡。

我连这都不知道，这些年真是白活了。

从正面看，脑是什么样子呢？

从正面看，脑可以分为左脑和右脑，它们通过叫做胼胝体的神经组织带相连。

一般而言，右脑负责处理音乐、绘画、空间几何、想像等，左脑负责处理语言、概念、数字、分析、逻辑推理等。而且，右脑负责处理来自身体左侧的信息，左脑负责处理来自身体右侧的信息。

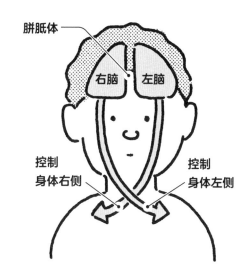

被层层保护的脑

脑是人体非常重要的器官，但却像豆腐一样柔软。所以，脑必须被妥善地好好保护才行。

脑的最外层是坚硬的颅骨，在颅骨下面，由外向内依次为硬脑膜、蛛网膜和软脑膜，它们层层包裹着脑。在这些膜之间，还充满脑脊髓液，能起到缓冲作用。这样一来，即使头部遭受撞击，脑也不会轻易受损。

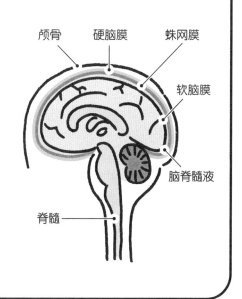

大脑负责理性思考

大脑负责人类特有的理性思考，包括记忆、思考以及判断我们应该如何行动。大脑的不同部位具有不同功能。

大脑皮层控制人类特有的活动

大脑皮层分布着密密麻麻的神经细胞，可以分为额叶、顶叶、枕叶和颞叶4个区域，这些区域直接控制着人类特有的理性活动。

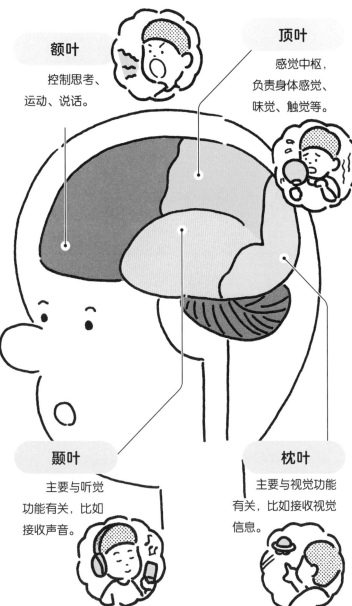

额叶

控制思考、运动、说话。

顶叶

感觉中枢，负责身体感觉、味觉、触觉等。

颞叶

主要与听觉功能有关，比如接收声音。

枕叶

主要与视觉功能有关，比如接收视觉信息。

大脑边缘系统控制情感

在大脑新皮层里，存在着大脑边缘系统，又被称做"情感的大脑"，顾名思义，它控制着动物最原始的本能和情感反应。大脑边缘系统里的杏仁核、海马体和扣带回等与大脑新皮层连接，从而控制人体活动。

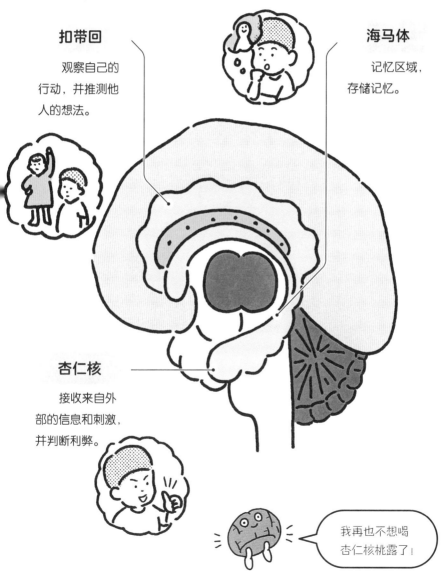

扣带回

观察自己的行动，并推测他人的想法。

海马体

记忆区域，存储记忆。

杏仁核

接收来自外部的信息和刺激，并判断利弊。

我再也不想喝杏仁核桃露了！

脑干和间脑控制我们的生命活动

脑干位于脑的中心，间脑位于大脑和脑干之间，它们一起控制着呼吸、消化等人体重要的生理活动。

一起来看看脑干和间脑的作用吧

脑干由中脑、脑桥和延髓组成，与脊髓相连，脊髓连接身体和脑。间脑包括丘脑和下丘脑。脑干和间脑负责呼吸、消化、体温调节等，确保人体在睡眠时也能正常运行。

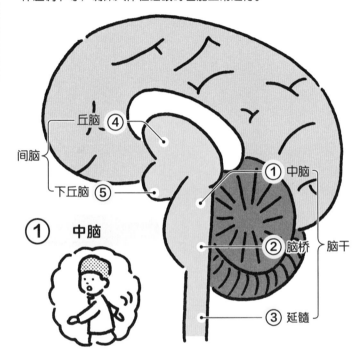

丘脑 ④
间脑
下丘脑 ⑤
① 中脑
② 脑桥 ⎬脑干
③ 延髓

① **中脑**

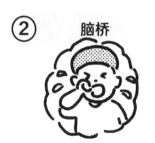

调节肌肉伸缩，控制人体运动，比如跑步。

② **脑桥**

连接大脑、小脑和脊髓的神经通道，引起类似于触碰到角膜就闭眼之类的反射反应。

③ **延髓**

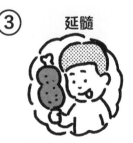

调节呼吸、心跳，以及唾液、消化液等的分泌。

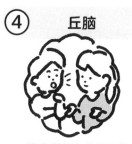

④ 丘脑

将感觉器官获得的信息传递到大脑皮层。

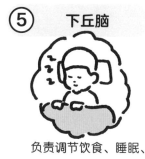

⑤ 下丘脑

负责调节饮食、睡眠、体温和体内的水分。

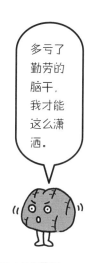

多亏了勤劳的脑干，我才能这么潇洒。

从脑干发出两类控制人体的神经

从脑干发出的两类神经——交感神经和副交感神经，它们共同控制着人体内脏。这两类神经的功能相反，交感神经会提高身体的兴奋程度，副交感神经则会让身体冷静下来。这两类神经不受人们的意愿控制，因此又被称为自主神经，它们会自动调节人体活动。

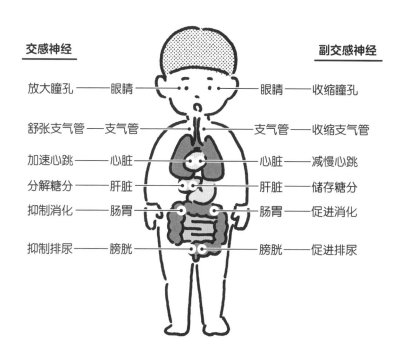

交感神经			副交感神经
放大瞳孔 —— 眼睛	眼睛 —— 收缩瞳孔
舒张支气管 —— 支气管	支气管 —— 收缩支气管
加速心跳 —— 心脏	心脏 —— 减慢心跳
分解糖分 —— 肝脏	肝脏 —— 储存糖分
抑制消化 —— 肠胃	肠胃 —— 促进消化
抑制排尿 —— 膀胱	膀胱 —— 促进排尿

小脑指挥肢体动作

小脑会将眼睛看到的、耳朵听到的，以及四肢所处的位置等信息传递给大脑，从而控制每块肌肉，调节肢体动作。

小脑会记住运动模式

身体运动的机制很复杂。面对不同情况，肌肉的状态也不同。不过，小脑会记住各种动作的模式以及平衡方式，从而根据不同情况来指挥肢体、调节肌肉的动作。

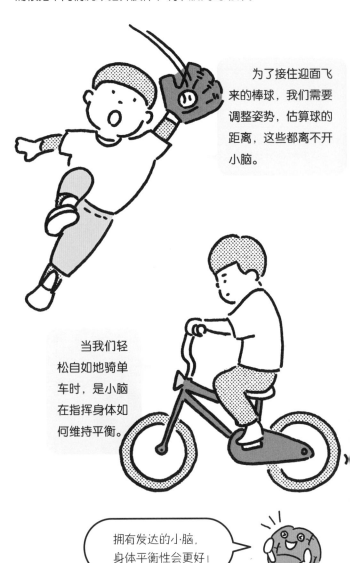

为了接住迎面飞来的棒球，我们需要调整姿势，估算球的距离，这些都离不开小脑。

当我们轻松自如地骑单车时，是小脑在指挥身体如何维持平衡。

拥有发达的小脑，身体平衡性会更好！

Chapter

1

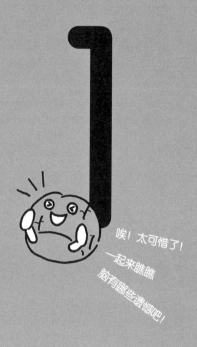

唉！太可惜了！
一起来瞧瞧
脑有哪些遗憾吧！

第1章
令人遗憾的脑

脑明明是总司令，却总是被忽视

遗憾指数
★★★★☆

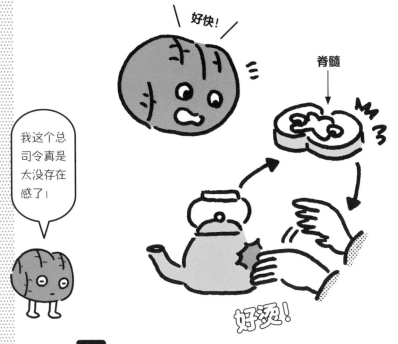

思考、活动身体、调节心情……脑有条不紊地给身体下达着各种指令。如果要给脑一个称号，最佳答案莫过于总司令。

　　但是，不小心碰到了烫手的东西或是踩到了图钉时，如果身体等待脑下达指令后再采取行动，就不能及时躲避伤害，那该怎么办呢？

　　不用担心，连接脑和身体的脊髓会无视脑的存在，立刻发出"把手拿开！""抬脚！"等指令。通过脊髓发出的指令，我们能下意识地避开危险情况，这种情况被称做"脊髓反射"。

每个人对疼痛的感受不一样

遗憾指数
★★★★☆

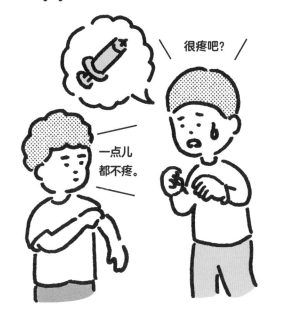

很疼吧？

一点儿都不疼。

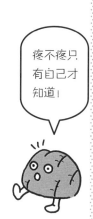

疼不疼只有自己才知道！

你有过这样的经历吗？同样在医院打针或被球砸中，你觉得没有多疼，但朋友却疼得大叫。有时候，你明明感到很疼，朋友却说一点儿感觉都没有。

事实上，这并不是朋友大惊小怪或故意逞强，而是因为每个人对疼痛的感受不一样。

神经系统通过神经递质来传递痛觉，神经递质是由基因决定的。每个人表达的基因不一样，所以对疼痛的感受也不一样。

所以，当自己觉得并不太疼，其他人看上去却疼痛难忍时，可千万别以为是人家太夸张了。

疼着疼着
就习惯了？

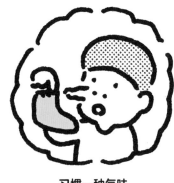

习惯一种气味

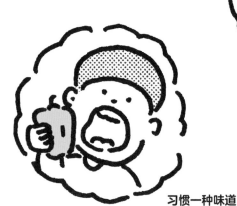

习惯一种味道

无论是臭烘烘的气味，还是难以下咽的食物，只要给我们一些时间，最后都能习惯。遗憾的是，无论重复多少次，我们都不会习惯疼痛。

"太过分了！我的小脚趾都撞100次了，怎么每次撞到还是那么疼？"你可能也会这么想，但疼痛的感觉并不会随着受伤次数的增多而减轻。

事实上，如果我们习惯了疼痛，反而很糟糕。因为疼能让脑察觉到危险，这是非常重要的感觉。

如果你的小脚趾被撞骨折了，会感觉比平时撞到更疼，从而意识到小脚趾骨折了。但如果你对疼痛不敏感，就不会发现异常，放任不管也许会导致小脚趾变形。

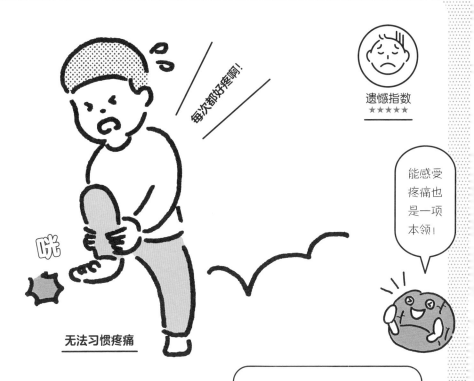

每次都好疼啊！

遗憾指数
★★★★★

能感受疼痛也是一项本领！

哐

无法习惯疼痛

骨折还不算最可怕的，内脏器官出了毛病就更危险了。习惯了疼痛就会误以为自己好了，从而耽误病情。

疼痛感可分为两种。一种是类似于小刀划破皮肤时我们会立刻感受到的锐痛，另一种是过一会儿才能慢慢感受到的钝痛。这是由于两种痛感传送到脑的速度不同导致的。

有一种病叫痛觉丧失

如果患者得了这种病，脑就接收不到疼痛信号，即使骨折也不会发觉。哪怕手碰到了火，也感觉不到灼烧感。能感知疼痛其实是身体的一种自我保护机制，感受不到疼痛的人往往更容易受伤。

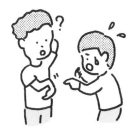

身体疲惫时，就算硬撑也会睡着

遗憾指数
★★☆☆☆

你该睡觉了。

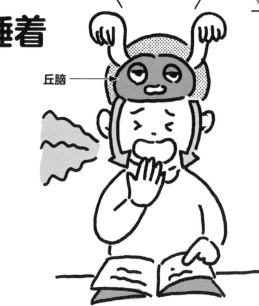

丘脑

尊重身体的感受很重要！

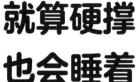

我们总有各种各样的理由晚睡，比如"今晚必须复习备考！""这本书太有趣了，我要把它看完！"等等。但就算我们不想睡觉，眼皮也会不由自主地打架，哈欠一个接一个……

这是因为即使你不想睡觉，脑也会不断地告诉你，"不行了、不行了，我已经很累了。"我们的身体和脑一整天都在不停地运转，所以哪怕你不想睡觉，脑也需要休息。

此时，丘脑会发出"休息"的指令，就算你试图违抗，也无法靠意志力战胜它，眼皮还是会变得越来越沉。熬夜对身体不好，所以还是乖乖听从丘脑的指令吧！

"春困"也许是脑搞错了？

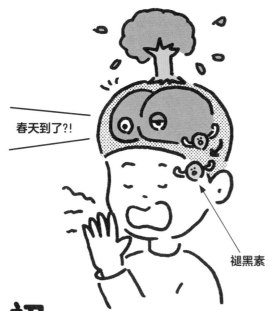

春天到了?!

褪黑素

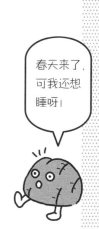

春天来了，可我还想睡呀!

初春本应是万物复苏的时节，可我们却常常犯困。这也许是因为脑误认为冬天还没有过去。

当我们身处黑暗的环境中，脑会分泌促进睡眠的综合性激素——褪黑素。冬天昼短夜长，脑会分泌较多的褪黑素。等春天来临，由于脑无法迅速转换，仍会像冬天时一样分泌很多褪黑素。这样一来，身体中就会积累过量的褪黑素，导致我们在初春时容易出现"春困"现象。

此外，面对转暖的天气，负责调节身体状态的自主神经系统也无法迅速适应，从而失去了调控能力，因此会在白天发出想睡觉的错误指令。

脑会自动忘记事情

遗憾指数
★★★☆☆

课堂上学过的汉字，当天就忘得一干二净；前天在学校吃了什么，一点儿都想不起来……你有过类似的经历吧？

你可能会自责，"怎么转眼就忘了呢？真是傻乎乎的！"其实，完全没必要自责。我们转眼就忘，是由于脑在主动地清除一些记忆。

假如你记住了迄今为止发生的所有事情，海量的信息就会成为巨大的负担，因为要从这么多信息中检索出对自己有用的信息会非常困难。所以，每当有新增加的记忆时，脑就会自动删除一些记忆。

你可能会担心，这样的话，自己想记住的内容岂不是也会被删除？那倒不用担心，无论是学习的内容，还是朋友之间的对话，只要不断复习，或是留下了深刻印象，脑就会判定"这是有用的"，并把它们记住。

也就是说，对于那些重要的事情，可以在脑自动将它们清除前，通过反复记忆或做笔记等方式，将它们保留在脑里。

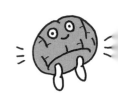

既要好记性，又要会遗忘，我可太难了！

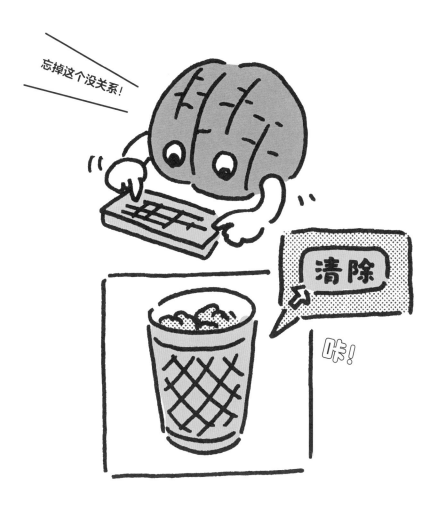

遗忘的记忆可能仍留在脑中?!

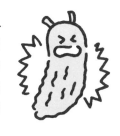

　　科学家曾对海蛞蝓的一侧身体做过电击实验。一周后，在它们忘了这件事时，科学家们重复电击实验，结果发现，一周前接受过电击实验的海蛞蝓会对电流产生强烈反应。这个实验说明，原本已经遗忘的记忆很可能还留在脑中。

两岁前的记忆是从亲人那儿听来的？

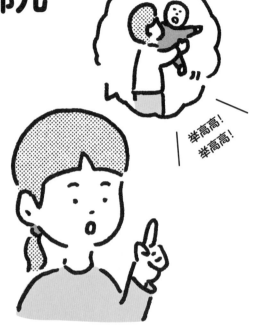

举高高！
举高高！

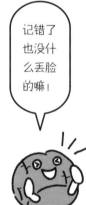

记错了也没什么丢脸的嘛！

研究人员曾调查过6641名英国居民，询问他们最早的记忆始于何时。结果显示，有2487人认为自己有两岁前的记忆，甚至还有人说记得一岁前的事情。不过，真相令人遗憾——就脑的功能而言，这是不可能的。

当然，婴儿也具备记忆能力，所以他们才能学会各种动作，记住父母的模样，但这与我们通常说的记忆并不一样。

与记忆紧密相关的海马体在婴幼儿时期尚未发育完全，随着年龄的增长，海马体的神经细胞才会逐渐成熟。在这个过程中，新形成的神经细胞和连接会破坏或改变之前的连接。这就

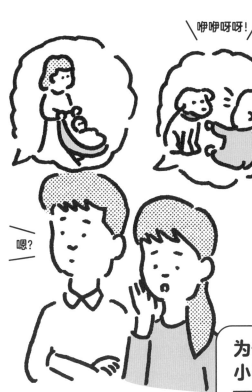

咿咿呀呀！

嗯？

遗憾指数
★★★★★

解释了为什么婴儿时期的记忆无法留存。

那为什么会有人说自己记得两岁前的事情呢？其实这些记忆似乎都是后来形成的。两岁前的记忆大多跟婴儿车或家人有关。也就是说，人们会把家人说的话误以为是自己的记忆。

为什么想不起小时候的事情？

六岁以后，我们就很难想起在那之前发生的事情了。五岁半时，我们还留着80%以上的三岁时的记忆，但到了七岁半，就会减少到40%以下。有研究者认为，这是因为随着年龄的增长，读取记忆的神经网络发生改变，很难读取出久远的儿时记忆。

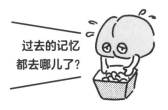

过去的记忆都去哪儿了？

颜色会影响心情

穿红色衣服，异性缘更好

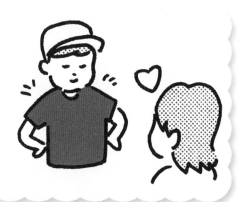

　　有研究表明，无论男女，穿红色衣服，都会更受异性青睐。你想提升异性缘吗？那就在重要时刻，穿上红色衣服吧。

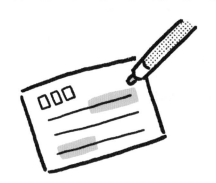

荧光色能加强记忆

　　我们学习时经常会用笔在书上划重点。用荧光笔做标记可以加强记忆。记住，标记次数较少时用绿色荧光笔，标记次数较多时用粉色荧光笔，这样效果会更好。

淡蓝色让人心情平静

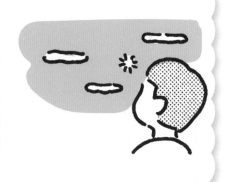

　　看到蓝色的天空和大海，你的心情也会变得很平静吧？

　　这是因为淡蓝色能够缓解不安情绪，使我们的心胸更开阔。据说，光是看看淡蓝色的东西，就能降低血压呢！

穿蓝色柔道服的选手
更厉害

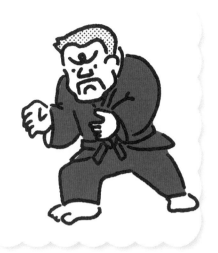

　　在柔道比赛中，为了便于观众
区分，参赛双方会分别穿上蓝色和
白色柔道服。虽然颜色与选手的实
力无关，但有趣的是，多次比赛的
统计结果显示，穿蓝色柔道服的选
手更容易获胜。

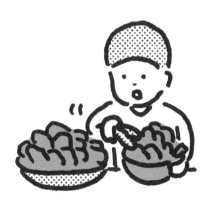

如果餐具和食物的
颜色相近，
取餐时会装得更多

　　如果我们用绿色盘子装蔬
菜沙拉，就会容易装多。也就
是说，如果餐具和食物的颜色
相近，我们会在无意间装更多
食物。

颜色没
选对，
思考不
到位！

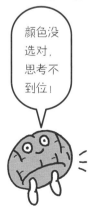

绿色有助于思考

　　绿色能够让我们的身心
得到放松。所以，当我们漫
步在绿色的森林中时，更容
易激发灵感，放飞思绪。

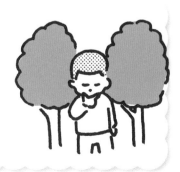

"每天死10万个脑细胞"的说法超荒谬

遗憾指数
★★★★☆

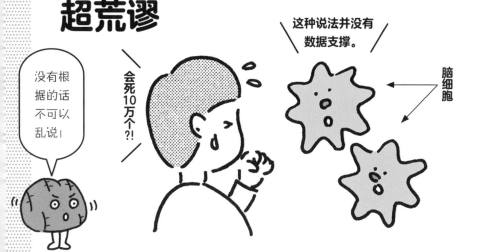

这种说法并没有数据支撑。

脑细胞

会死10万个?!

没有根据的话不可以乱说!

你听说过"每天死10万个脑细胞"这种说法吗？这个说法流传很广，认为脑细胞每天都在减少，脑的机能也在不断衰退、老化。

不过，那些流传甚广的说法，并不一定正确。"每天死10万个脑细胞"这种说法没有权威的科学研究或论文佐证，就连是谁提出来的，我们都无从得知。

更何况，我们也并不清楚脑细胞的数量。有种说法认为人类约有100亿～1000亿个脑细胞，也有人说多达2000亿个。

所以，就算"每天死10万个脑细胞"这种说法是真的，那在100年的时间里，死亡的脑细胞数量约为36.5亿个，假设人有1000亿个脑细胞的话，这只是3%，完全没必要担心。

女性的脑
比同龄男性的脑
要年轻3岁

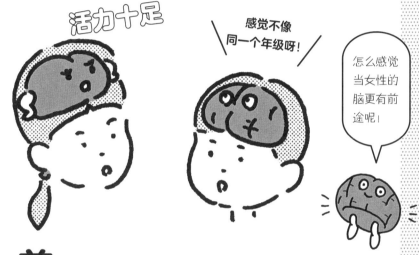

活力十足

感觉不像
同一个年级呀！

怎么感觉
当女性的
脑更有前
途呢！

美国华盛顿大学医学院曾做过一项研究，研究人员找来205位年龄介于20岁到82岁之间的人，对他们的脑进行扫描。通过分析脑中氧和葡萄糖的消耗水平，研究人员发现女性的脑比男性的脑更活跃，平均要年轻3岁左右。

这并不意味着男性的脑比女性的脑衰老得更早，而是在成年时，这种差距就已经形成，并会一直维持。

另外，对女性来说，脑摄取能量的能力不会轻易随着年龄的增长而变化，这也可能解释了为何同龄男女的脑年龄会存在差距。

虽然同龄男女的脑相差3岁听起来有些不可思议，但跟男女的身高差距相比，这也算不上是什么大的差距了。

借酒消愁
愁更愁

遗憾指数
★★★★☆

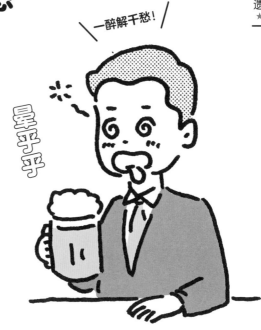

一醉解千愁!

晕乎乎

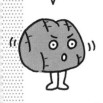

醒醒吧,喝酒解决不了任何问题。

　　有些成年人遇到烦恼时,会试图通过喝酒来忘记一切。小朋友可能会误以为,当大人真好呀!喝酒就能解决烦恼。但实际上,借酒消愁反而会适得其反。

　　日本东京大学曾做过这样一项实验,研究人员对老鼠进行电击,然后让它摄入酒精,次日再来观察老鼠的记忆会如何变化。实验结果显示,老鼠不仅没有忘记电击的经历,这段记忆反而变得更加清晰、可怕。

　　如果这个实验结果也同样适用于人类,那么借酒消愁就不是明智之举。如果你的身边有喜欢这样做的长辈,可以给他讲讲这项实验。

脑的防御能力虽强，但也挡不住酒精

遗憾指数
★★★☆☆

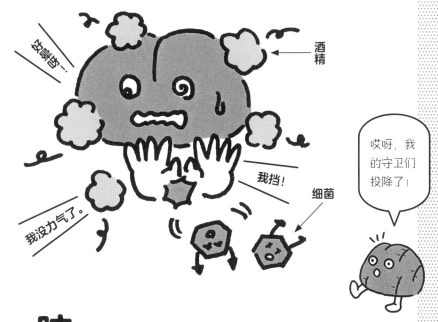

脑的防御特别严密，称得上是铜墙铁壁。在血液和脑组织之间，有一种叫做血脑屏障的防御装置，它能够有效阻止细菌、病毒以及有害化学物质侵入脑中。

遗憾的是，仍有一些物质能够攻破这层防御，只要这些物质足够小并且能够溶于脂肪。酒精就同时满足这两个条件。

当然了，当酒精侵入脑后，也会被脑分解。但有时候，如果饮酒过快或过量，分解速度就会赶不上酒精入侵的速度，那这会产生什么后果呢？当然就是脑细胞无法正常运转，人会变得醉醺醺的。

心理预期会影响对食物味道的判断

好吃就是好吃，难吃就是难吃，味觉的感受很诚实！你如果这样想，那就大错特错了。美国威斯康辛大学曾做过一项实验，证明心理预期会影响我们对食物味道的判断。

研究人员让参与实验的43名受试者品尝不同程度的苦味和甜味，分析大脑皮层对味觉信息的不同反应。在品尝前，研究人员会事先告诉受试者哪些是苦的、哪些是甜的。但他们也会故意给出错误信息——比如把味道超级苦说成是微苦。

结果显示，面对超级苦的味道，如果研究人员给出了"微苦"的错误信息，受试者就会低估苦味，大脑皮层的反应变弱，真的以为"并没有很苦"。但面对微苦的味道，如果被事先告知的是"超级苦"，受试者就会高估苦味，觉得真的"非常苦"。品尝甜味的测试结果也一样。

这项实验说明，心理预期会影响我们对味道的判断。当你做完菜，请他人品尝前，可以先说一句："我的厨艺很棒呢！"说不定能提高他人对你厨艺的评价。

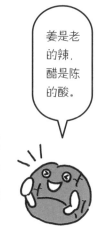

姜是老的辣，醋是陈的酸。

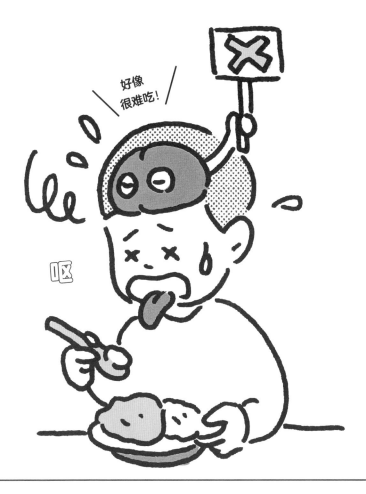

为了快速处理信息，
脑会"自作主张"

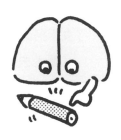

　　看到书桌上有一个细长的物体时，如果依次分析它是不是铅笔、树枝或筷子，就会花费大量时间。为了快速处理信息，脑会根据其放置位置，直接判断出"这是铅笔"。

心理预期使我们忽略眼前的变化

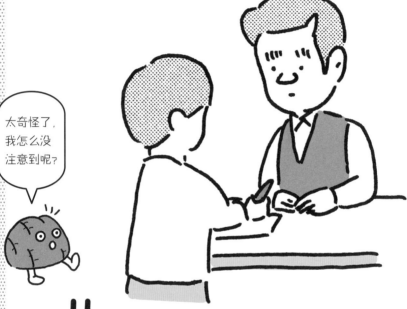

太奇怪了，我怎么没注意到呢？

从 上一页中我们可以看到，脑很容易受到心理预期的影响，甚至会让我们忽略眼前的变化。

比如，在酒店前台办理入住手续时，假设一开始接待你的是一名男服务员，当你正按照他的要求填写各种信息时，前台换成了女服务员，你可能根本注意不到换人了。

听上去是不是很不可思议？但我们真的可能注意不到这种变化。因为我们的脑里存在一种预期，认为"在办理入住手续的过程中，接待我的服务员不会换人"。

再举一个例子吧，当我们在便利店结账时，如果收银员悄悄

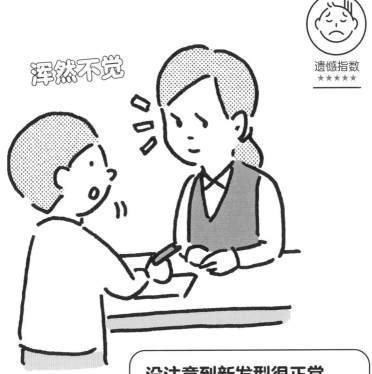

浑然不觉

地将我们购买的商品"调包"，只要差异不是特别明显，我们也很难注意到！

人们把上述这种情况称为"变化盲视"，即当我们认定某种情况时，会忽略眼前的变化。

没注意到新发型很正常

电视剧中经常会有这种剧情：女孩换了发型后，满怀期待地问男朋友"你发现我今天哪里不一样了吗？"，男朋友一脸茫然，于是气氛变得很尴尬……

其实这也是一种"变化盲视"。如果我们潜意识里认为"和平时没什么差别"，那么脑就注意不到变化了。

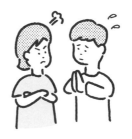

我们容易误以为
自己不会改变

遗憾指数
★★★★☆

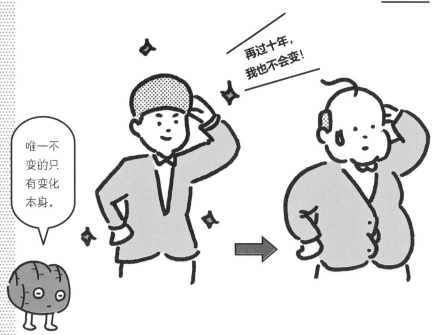

再过十年，我也不会变！

唯一不变的只有变化本身。

　　现在的你喜欢阅读，待人热情，你觉得十年后的自己还会是这个样子吗？

　　美国哈佛大学的一项调查显示，大部分人都认为自己的爱好和性格在十年后也不会有太大改变。参与这项调查的人数超过1.9万人，年龄介于18岁到68岁之间。

　　就算人们发现，与十年前相比，自己今天的爱好和性格都发生了不小的变化，也仍会觉得自己十年后"不太会变"，因为自己"已经定型了"。至于人们为什么会这样想，原因尚不清楚。

右脑训练法
靠谱吗？

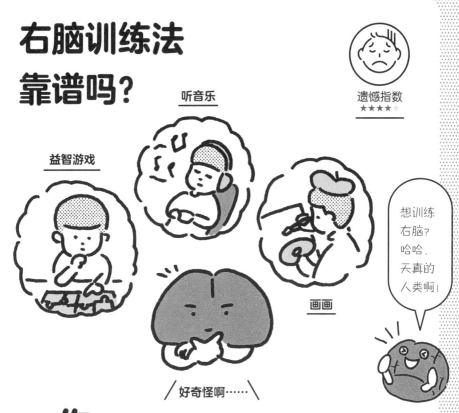

益智游戏

听音乐

画画

好奇怪啊……

想训练右脑？哈哈，天真的人类啊！

你 听说过"右脑训练"吗？因为我们平时经常使用负责语言和计算的左脑，而负责艺术审美和空间辨识能力的右脑则用得较少，所以有人提出应该训练右脑、开发右脑。

右脑控制左侧身体，所以人们研究了许多方法来训练右脑，比如用左手写字、玩益智游戏和欣赏古典音乐等。

但是，艺术审美和空间辨识能力在很大程度上是与生俱来的，而且，左右脑一直在通过胼胝体频繁地交换信息。如果锻炼左手真的能提高艺术审美和空间辨识能力，那惯用左手的人在这两方面应该都很出色，但事实并非如此。

所以，训练右脑根本就是无稽之谈，没有科学依据。

一起来体验
奇妙的视觉游戏吧！①

这两张桌子
竟然完全一样?!

请看下面这两张桌子，你是不是觉得，左边的桌子又窄又长，右边的桌子又宽又短？但实际上，这两张桌子的桌面完全一样。因为桌腿的影响，使我们产生了视错觉，觉得它们不一样。这种视觉现象由心理学家谢泼德发现，因此被称为"谢泼德桌面错觉"。

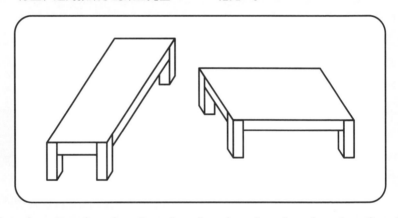

这两个图形一样吗?

这两个图形的大小一样，但下面的图形看起来比上面的大。这是由于脑会觉得下面的图形离我们更近，所以看起来更大。约瑟夫·贾斯特罗发现了这一错觉，因此它被称为"贾斯特罗错觉"。

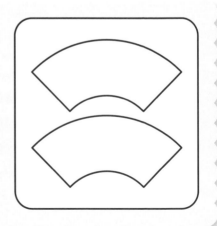

中间的圆一样大吗?

你是不是觉得, 左边图形中间的圆比右边图形中间的圆要小一些? 实际上它们是一样大的。这是因为当大小不同的物体靠得很近时, 会让大的物体看起来更大, 小的物体看起来更小。该视觉现象由心理学家艾宾浩斯发现, 因此被称为"艾宾浩斯错觉"。

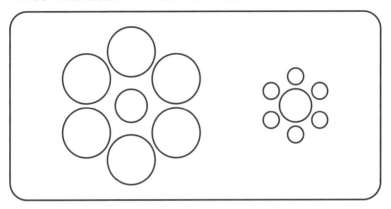

B线竟与C线相连!

在下图中, 虽然看起来C线与A线相连, 但实际上与C线相连的是B线。之所以会出现这种错觉, 是因为脑不擅长判断斜线的位置。这种视错觉由波根多夫发现, 因此被称为"波根多夫错觉"。

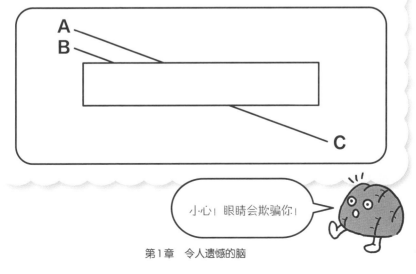

小心! 眼睛会欺骗你!

谈论自己
能使脑感到愉悦

遗憾指数
★★☆☆☆

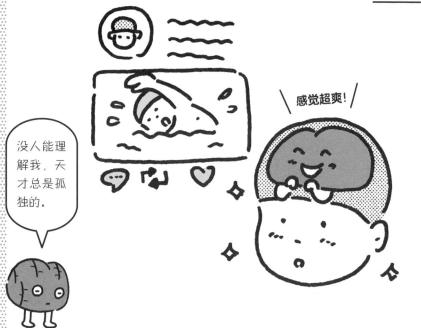

没人能理解我，天才总是孤独的。

感觉超爽！

很多人每天都在微信朋友圈等社交平台分享自己的心情、想法、经历以及兴趣爱好等。人们之所以愿意展现自己，是因为谈论自己会让感觉愉悦的脑区域兴奋起来，让人心情舒畅。

　　为什么会出现这种现象呢？目前还没有很明确的解释。不过向别人讲述自己也是传递知识和智慧的过程，有可能为别人带来帮助，所以脑可能就会认为，积极地向外界谈论自己是一件有利的事情。

　　此外，听说分享自己的秘密还会让对方对你产生亲近感呢。

有趣的内容
会使我们乐于分享

遗憾指数
★★☆☆☆

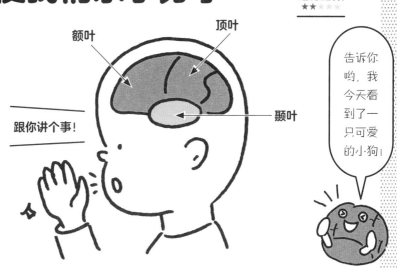

有 时，我们会不由自主地想与别人分享，这是为何呢？

美国密歇根大学曾做过一项实验。让参与者观看24段比较短的综艺节目，并设置了"感人""这个节目很好""想分享给他人"三种观后感供参与者选择，观察他们的脑活动。

实验结果显示，当参与者回答"感人"时，其额叶反应强烈；回答"这个节目很好"时，其顶叶和颞叶的交界处有强烈反应；而回答"想分享给他人"时，这两者和感知愉悦的区域都有强烈反应。

这表明，人们很乐意将令自己感到愉悦的东西分享给他人，或者产生与别人分享的想法会让我们感到愉悦，但听者心情怎样，我们就不知道了。

为什么恋爱中的人会变傻?

遗憾指数
★★★★★

俗 话说，恋爱中的人都是"傻子"。正所谓"情人眼里出西施"，当双方互相迷恋时，往往看不到对方的缺陷。

如果在恋爱中陷得太深，到了"非对方不可"的地步，事态就严重了。即便明明很忙，也会一直想着对方；即便有人劝你分手，你也完全听不进去。

这是为什么呢？原来，当我们在谈恋爱时，脑的腹侧被盖区会分泌更多的多巴胺，让我们的心情变得非常愉悦，与恋人难分难舍。热恋中的人们，甚至光是看一眼对方的照片，腹侧被盖区都会变得更活跃，分泌出更多的多巴胺。

但是，为什么会这样呢？答案可能没那么浪漫。

人类的本能决定了我们会积极地寻找优秀的另一半。但是，我们不可能把茫茫人海中的每一个人都比较一番再选出最完美的另一半。如果苛求完美的话，人类可能早就灭绝了。

所以，腹侧被盖区会下达指令，让我们从日常接触到的人中更快地挑选出另一半，觉得"非对方不可"，也就是陷入盲目的恋爱状态中。

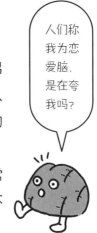

人们称我为恋爱脑，是在夸我吗?

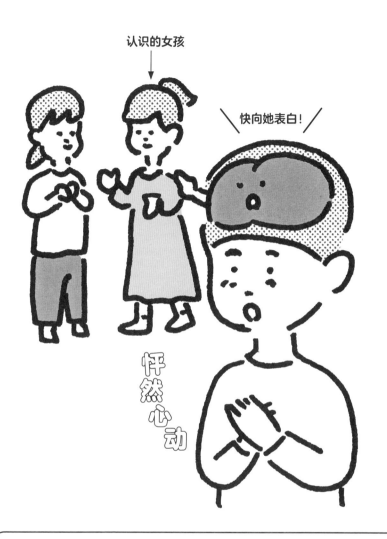

一见钟情是脑的"功劳"

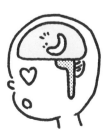

在看到对方的瞬间就喜欢上对方，这就是所谓的一见钟情。其实，这只是脑的功能决定的。杏仁核负责掌控情感，如果人们在它比较活跃时遇见自己喜欢的类型的人，就很容易一见钟情。

睡眠时间越短，脑衰老得越快

遗憾指数
★★★★☆

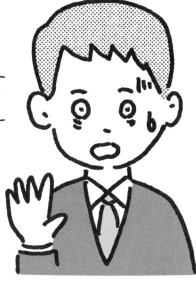

忙得没时间睡觉！

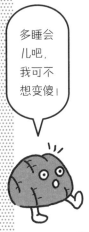

多睡会儿吧，我可不想变傻！

你一定听说过睡眠不足有害身体健康，也有过亲身体会。其实，睡眠不足不仅有害身体健康，还会对脑造成损伤。

杜克-新加坡国立大学医学院曾做过这样一项实验，他们对66名年龄在55岁以上的人进行跟踪研究，每隔两年测定他们的睡眠时间、睡眠质量以及脑的状态。

研究显示，那些睡眠时间短的人，他们的理解力和判断力等认知能力都在不断下降。也就是说，如果睡眠不足，脑会衰老得更快。脑衰老的速度跟年龄、性别和学历都没关系。

所以，为了保持身体健康，除了要注重饮食和锻炼外，还需要保证充足的睡眠，一定不要熬夜呀！

到底能不能
睡回笼觉?

遗憾指数
★★★★☆

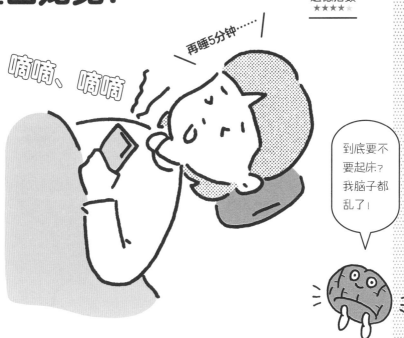

手机自带的闹钟再响功能非常好用,当闹钟按照设定的时间把我们叫醒时,我们常常还想再睡一会。闹钟的再响功能会每隔几分钟再度响起,不断重复,直到我们起来关掉它为止。这个功能确实好用,但对脑来说并不是好事。

因为当我们睁开眼睛又睡过去时,脑会认为,"原来还要继续睡呀!"于是便会分泌更多促进睡眠的化学物质。这样一来,人体原本的生活节奏就会被打乱,影响我们恢复体力,脑也会陷入混乱。所以说,睡回笼觉对身体不好。

赞美会让人
得意忘形

遗憾指数
★★☆☆☆

腹侧纹状体

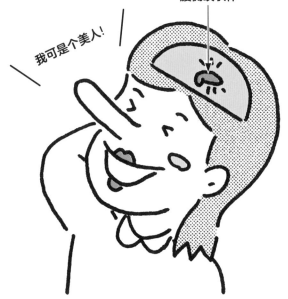

我可是个美人!

被夸得尾巴都要翘上天了。

当我们被别人夸赞时，心情会变得很愉悦，甚至会有些得意忘形。从脑的机能这一角度来看，这种自鸣得意的状态也是人之常情。

"你做事认真，待人真诚""你真靠谱"…… 每当我们听到别人的夸奖时，腹侧纹状体就会进入活跃状态，心情也会跟着愉悦起来，自我评价也会提升。就算真实的自我与想象中的自我截然不同，但心情愉快时，我们往往意识不到二者的差别。

而且，就算没被夸奖，人们也总会高估自己，所以收获赞美时会得意忘形，真的是再正常不过了。

戴上头盔
胆子大

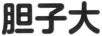

遗憾指数
★★★★☆

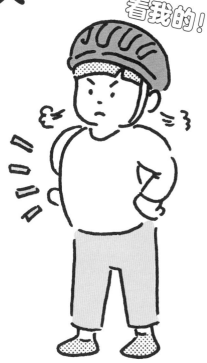

看我的！

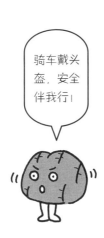

骑车戴头盔，安全伴我行！

德国一所大学和加拿大一所大学曾联合开展过一项实验，他们请来40名参与者，给其中的20个人戴上头盔，然后让所有参与者在电脑上玩纸牌游戏，观察他们的脑部神经活动。

结果显示，戴着头盔的参与者在游戏中更偏向于选择风险高的赌注。脑电图显示，这类参与者并不会思考太多细节，做决策时更大胆。

如果你缺乏安全感，要不要试试戴着头盔生活呢？不仅可以消除不安，还能保护脑，实在是一举两得呀！

自命不凡的人
往往很冷漠

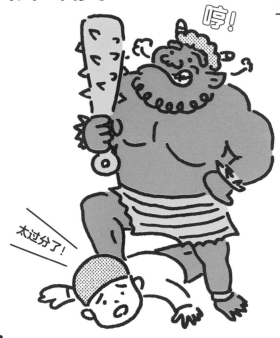

哼!

太过分了!

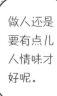

做人还是
要有点儿
人情味才
好呢。

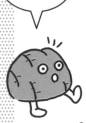

你 是不是觉得那些很"厉害"的人更能为他人着想？事实并非如此。由于脑的影响，这类人很容易变成令人讨厌的人。

这是加拿大维尔弗里德·劳里埃大学通过实验得出的结论。研究人员根据实际情况，将参与者分为"拥有权力的人""普通人"和"没有任何权力的人"，让他们观看捏皮球的视频。

实验表明，拥有权力的人在观看别人的行动时，其控制共情的脑区域反应并不明显。共情是脑的一项功能，能让人们考虑他人感受，站在他人立场上思考问题。

这也就是说，自命不凡的人共情能力弱，更加冷漠。

上了年纪后
入睡难

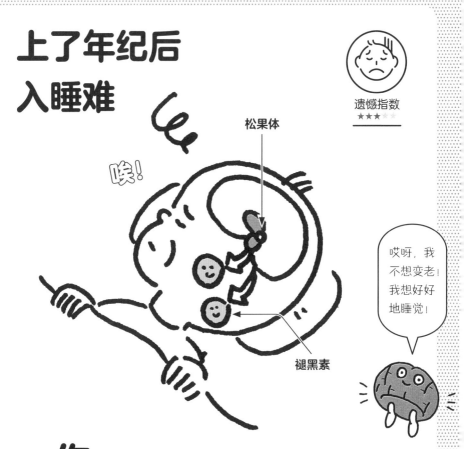

松果体

唉！

褪黑素

哎呀，我不想变老！我想好好地睡觉！

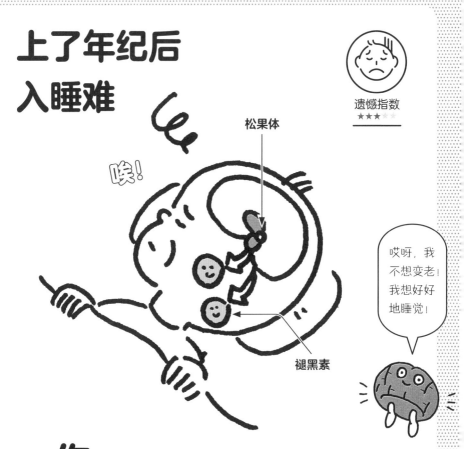

你有没有发现老人起得很早，或者听到大人感叹"人到中年就睡不着了"？确实，随着年龄的增长，入睡会变得越来越困难。

大脑里的松果体会分泌一种叫做褪黑素的化学物质，能让我们产生困意。每到晚上，当周围环境变暗，大脑就会分泌大量褪黑素，使我们更容易入睡。人在十几岁时，褪黑素分泌最旺盛，之后随着年龄的增长逐渐减少，尤其是35岁以后会迅速下降。

如果想更快入睡，可以在睡觉前先将灯光调暗，这样能促进褪黑素分泌，从而更好入睡。

睡觉前玩电子产品
会影响入睡

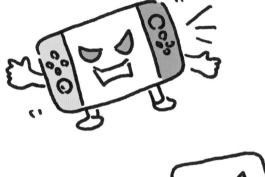

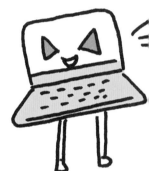

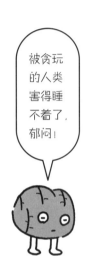

被贪玩的人类害得睡不着了，郁闷！

我们几乎每天都会用到手机、电视、电脑等电子产品。电子产品很容易上瘾，常常会不知不觉就玩到很晚，这会严重影响我们入睡。

自主神经系统负责调控我们的身体状态，它由使人体兴奋起来的交感神经和使人体安静下来的副交感神经组成，这两种神经交替工作。

也就是说，当我们安静睡觉时，应该由副交感神经发挥作用。如果睡前玩游戏或看手机，光亮和声音会刺激脑，副交感神经就会觉得还没轮到自己上场，安安静静地待在一边，而交

遗憾指数
★★★★★

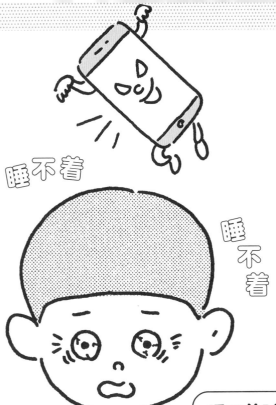

睡不着

睡不着

感神经则会认为，现在是自己的工作时间，使身体处于兴奋状态。

当交感神经活跃时，眼睛对光线极为敏感，心跳加快，呼吸变得急促，身体无法进入安稳的睡眠状态。所以，要想睡眠质量好，睡前一定不要看手机或者玩游戏。

睡不着时，数羊也没用

睡不着的时候，很多人会用数羊的方法助眠，这反而会起反作用。"一只羊、两只羊、三只羊……"如果一直数下去，人会变得越来越精神，因为嘴巴一直在动，反而会更清醒。这时候，最好的办法是闭上眼睛，用鼻子吸气、用嘴巴缓缓呼气，慢慢进入梦乡。

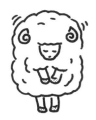

与脑有关的有趣现象

蒙娜丽莎综合征：
吃得不多，还是易胖

随着年龄渐长，让人体兴奋起来的交感神经越来越不活跃，脂肪很难被消耗掉。就算吃得不多，也很容易长胖，这种现象被称为"蒙娜丽莎综合征"。不过，这个名字跟世界名画《蒙娜丽莎》并没有半点关系，而是取自"肥胖大多是由于交感神经不够活跃造成的"这句话中的英文字母。

Most Obesity kNown Are Low In Sympathetic Actirity

林格尔曼效应：
人多力量小

拔河比赛时，大家齐心协力，一起拉过绳索，赢得胜利。我们会想当然地以为，人越多力量就越大，但事实并非如此！其实拔河人数变多，不出力的人也会变多，所以平均每个人出的力反而越来越小。这种现象被称为"林格尔曼效应"。

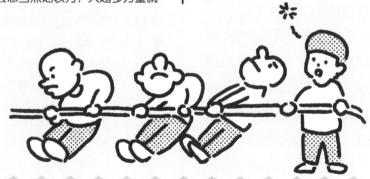

协和效应：
欲罢不能的困局

你有过这种经历吗？花了很多钱去抓娃娃，一直毫无所获，但却停不下来，一次又一次地继续尝试……明知道这样做不划算，却欲罢不能，这种现象被称为"协和效应"。

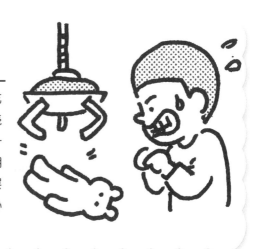

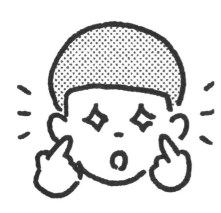

闪光幻视：
猛地闭眼再睁开，
会看见光点

紧闭双眼再睁开，会看到一闪一闪的光点。这是由于我们闭眼时的压力刺激到视网膜，即使没有光线，也会产生看见了光线的错觉，这种现象被称为"闪光幻视"。

罗密欧与朱丽叶效应：
阻碍越多，感情越深

当一段恋情遭到反对时，这对恋人的感情反而会加深，这种现象就是"罗密欧与朱丽叶效应"。恋人们坚信，再大的困难也拆不散他们，感情会变得越来越深。

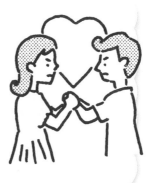

也可以叫"梁山伯与祝英台效应"呀！

别吃太多垃圾食品！

遗憾指数
★★★★☆

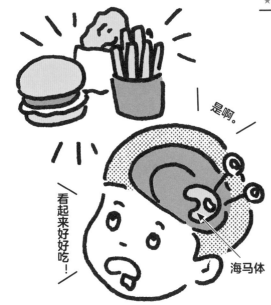

是啊。

看起来好好吃！

海马体

求求大家远离垃圾食品！

当我们吃饱喝足之后，再看到自己最爱吃的美食，也不会觉得很想吃了。

这是因为脑中的海马体不仅负责记忆，也会控制食欲。吃饱喝足后，食欲就没那么旺盛了。

不过，也有海马体招架不住的敌人，那就是大家熟悉的汉堡包、碳酸饮料等垃圾食品。如果每天都吃垃圾食品，海马体的功能会变弱，就算吃饱了，食欲也会再度被勾起来，而且会更想吃点心、巧克力之类的零食。这样就会陷入"吃了又吃→海马体的功能变弱→更加想吃"的恶性循环。

所以，我们一定要少吃垃圾食品，养成健康的饮食习惯。

脑是个
超级挑食的贪吃鬼

遗憾指数
★★ ☆ ☆ ☆

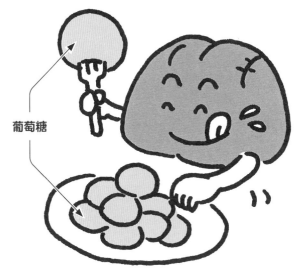

葡萄糖

浪费资源的贪吃鬼，忏悔吧！

糖 类、脂肪和蛋白质被称为三大营养物质，是心脏、肝脏等诸多内脏器官的能量来源。但是，脑却超级挑食，几乎只吃糖类营养中的葡萄糖。

此外，脑的食量也大得惊人。脑的重量虽然只占体重的2%~3%，耗能却占全身总量的20%！

而且，其他内脏器官都会贮存能量，但脑却没有这项功能，它会把葡萄糖直接转化为二氧化碳和水，随意丢弃，简直就是个浪费大王。

虽然浪费"粮食"这种行为很可耻，但无论我们醒着还是睡着，脑一直都在工作。既然脑最辛苦，那我们就原谅它吧。

脑常常
听错别人的话

遗憾指数
★★★★★

我们有时候会听错别人说的话，比如把别人说的"老虎"听成"老鼠"。

遇到这样的情况时，你可能会担心自己的听力出了问题。其实偶尔听错很正常，这多半是脑在背后"捣乱"。

声音通过空气振动传播到耳朵里，脑就会分析这是什么声音、什么意思，并结合已知的信息做出判断。

但脑有时会做一些多余的工作。它会自行预测，给听到的信息"添油加醋"，所以我们会听错别人的话。

有时候，脑会因为对方的表情而误解他说的话。比如，如果有人看到警车，脸上露出害怕的表情，喊了声："快看，警车！"脑可能会依据他的表情，误以为他说的是："快跑，警察！"

此外，脑还经常会自动补充一些信息。比如我们听外语歌曲时，总觉得其中有几句像母语。即使不懂外语，脑也会试图理解歌曲的意思，将其和母语对应起来。

我把"banana"听成了"不拿了"。

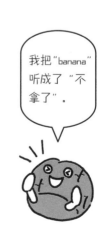

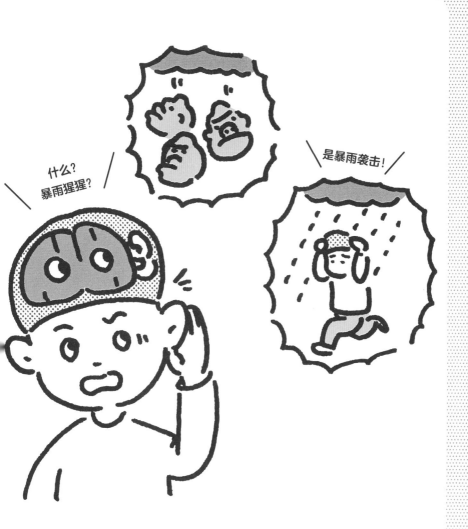

幻听是怎么回事?

你有过这种经历吗?明明周围没有声音,却觉得有人在说话或是有响动,这种现象就被称为幻听,这也是脑的活动引起的。有时候看到朋友的嘴唇动了动,脑可能就会认为对方在说话,从而产生幻听。

人类能辨别的气味
并不太多

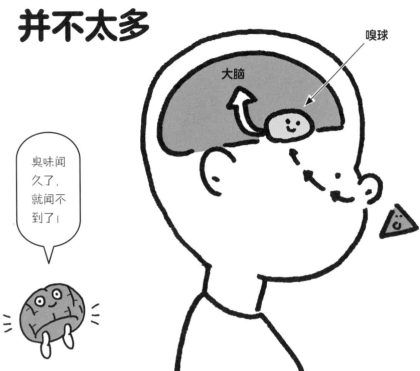

我们看不见气味，但组成气味的物质——气味分子却真实存在。从这个角度来说，气味也是一种物质。人在呼吸时，会连同空气一起吸入气味分子，从而闻到气味。

我们是如何感受气味的呢？气味分子进入鼻子后，鼻子深处的嗅觉细胞就会通过神经系统将刺激传送给脑中的嗅球。嗅球处理这些信息，使我们辨别气味。

实际上，人类能够辨别的气味并不太多。世界上的气味加起来多达约40万种，但人类只能辨别3000到1万种。

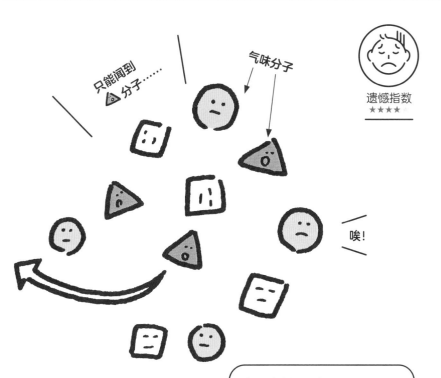

只能闻到⚠️分子……

气味分子

唉!

更令人遗憾的是，同时闻两种强弱不同的气味时，较弱的气味会被较强的气味掩盖，我们只能辨别出较强的气味。

而且，如果我们一直处于强烈的气味当中，对微弱的气味就会变得不敏感，即使是臭味，也可能闻不到。

气味的记忆会长久留存

让人们先闻一种气味，几分钟后再闻另一种气味，30%的人会忘记第一种气味。但在能记住第一种气味的人当中，有70%的人会在一两个月后仍然记得。我们一旦记住某种气味，关于这个气味的记忆似乎就很难消失。

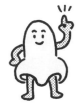

语言可能限制了人类其他能力

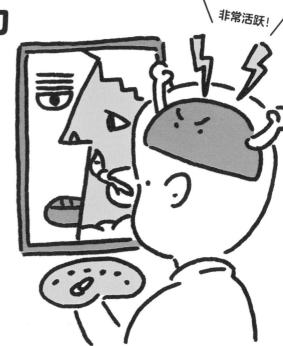

非常活跃!

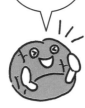

上帝关闭一扇门的同时，也会为你打开一扇窗。

有些人因为脑的某些缺陷不能灵活自如地说话，但他们中有很多人天赋异禀——有人能将只看过一眼的风景完整地画出来，有人能将只听过一遍的钢琴曲流畅地演奏出来。这种症状叫学者综合征，这样的人又被称为白痴天才。

实验发现，患有学者综合征的人在发挥超常才能时，脑的活跃部分和普通人思考时脑的活跃部分不一样。尤为显著的是，他们的前额叶的活动并不明显，而前额叶正是负责语言和认知的部分。

换个角度来看，是否也可以认为我们每个人都和学者综合征人群一样，拥有非凡的才能，只是被前额叶限制了呢？

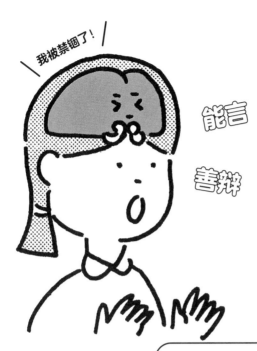

我被禁锢了！

能言善辩

现实生活中，的确有人因为受伤或患病，导致前额叶受到损伤，激发出在绘画或音乐方面的巨大才能。也有一些患有学者综合征的人，在接受治疗后，虽然能够张口说话了，但原本超乎常人的才能也随之消失了。

脑真让人捉摸不透呀！

学者综合征人群的过人能力

患有学者综合征的人，除了可能拥有超乎常人的音乐才能和绘画才能外，还有可能拥有惊人的计算能力，连那些复杂的计算题也能通过心算解决。比如被问到"2058年4月5日是星期几？"时，可以马上答出是星期五。还有的人拥有过目不忘的记忆力，一本书只要读一遍，就能记住全部内容。

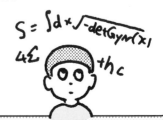

对脑来说，
人体的配置
也许太低端了?!

遗憾指数
★★★★★

我们的脑平时指挥着大约1000亿个神经细胞工作，使我们的身体能正常运行。就算神经细胞减少到100亿个，脑依然能够指挥身体正常运转。这样一算，只需要1/10个脑就能很好地控制我们的身体。

换言之，如果我们的身体拥有了新功能，比如长出了三头六臂，脑也可以轻松控制。

2013年，美国杜克大学通过一项实验证明了这种可能性。研究人员给老鼠体内植入了能够识别肉眼看不见的红外线的芯片，老鼠便拥有了看见红外线的能力。仅仅一个月后，老鼠就适应了能看见红外线的全新视力，能够根据红外线寻找食物。这说明老鼠的脑适应了这种新能力，并且运用自如。

因此，有人认为，人脑本身拥有比目前更强大的能力，但人体的构造让脑的超强能力无法发挥。对脑来说，人体的配置也许太低端了。

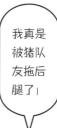

我真是被猪队友拖后腿了!

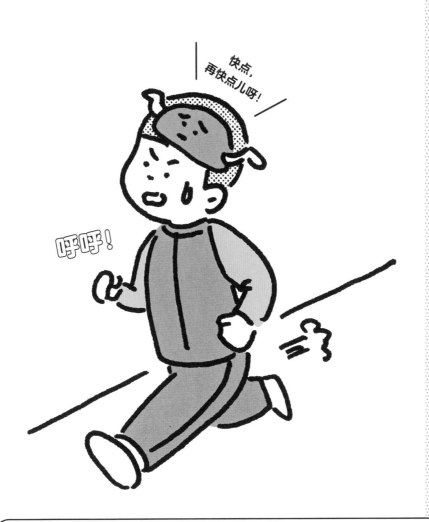

动物的神奇本领

　　很多动物拥有人类不具备的神奇本领。比如，候鸟能通过磁场辨别方向、海豚能利用超声波探测四周、猎豹仅需5秒就能跑完100米。它们的脑虽然比人类的脑要小得多，但却能完成很多人类无法做到的事情。

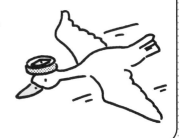

最多只能记住8位数?!

遗憾指数
★★★☆☆

这 里共有6个数字，大家可以试着记一记。从第1个数字开始，能背出来后再背第2个，一直背到第6个数字。

① 58793

② 641527

③ 7516982

④ 87342961

⑤ 80794613

⑥ 760315924

你能背下来吗？如果能全部记住的话，那就太厉害了。大多数人背到第4个时就会觉得有些难度了，这是由于人在短时间内只能记住7个信息，脑处理8个以上信息的难度会大大增加。上面从第4个数字开始变成了8位数和9位数，所以就不太好记了。

美国认知心理学家乔治·米勒在报告中将这个记忆规律称为"神奇的数字7±2"。

但也有研究者认为，这个记忆规律并不适用于所有情况，环境和需要记忆的信息种类等都会影响我们的记忆量。还有一些研究者指出，通过训练可以提高人的记忆量。虽然众说纷纭，但"记忆量在7个数字左右"这一说法，基本上是符合实际情况的。

记不住手机号情有可原！

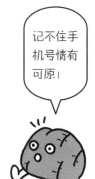

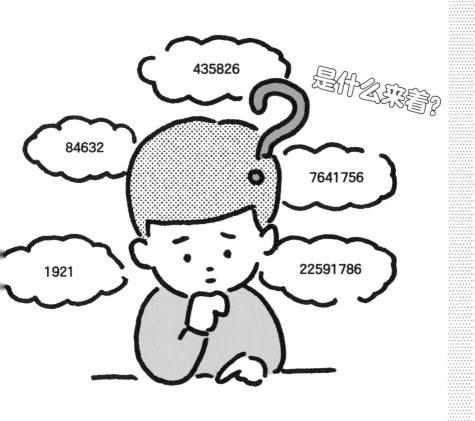

分割记忆法

　　虽然记忆8位数以上的数字比较难，但也有窍门——将数字按3～5个进行分组，会有助于记忆。比如将37658492014分割成376—5849—2014，记起来就会轻松不少。所以只要在电话号码或邮编中间加上区隔线，记起来就会简单多了。

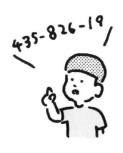

罗马宫殿记忆法

**结合想象中的场景
进行记忆**

罗马宫殿记忆法已经传承了2500多年。具体方法如下所述，特别简单。

记忆"橘子"和"牛"

① 将需要记忆的内容和房间里的物品结合起来。比如，把"橘子"跟房间内的"纸箱"联系起来；把"牛"和"桌子"联系起来。

② 想像一些神奇的场景，比如"从箱子里飞出了一个橘子""睡在桌上的牛"，印象会更深刻。

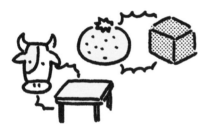

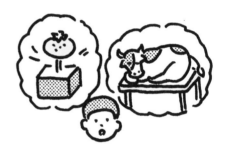

③ 就算需要记忆的东西很多，也可以结合房间里的物品，想象出更多场景，记住新内容。

④ 另外，也可以不局限于房间里的物品，将想象力延伸到更多场景，学校教室、实验室、钟表指针，甚至手指和四肢都可以用来辅助记忆。

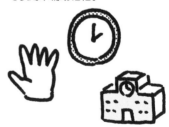

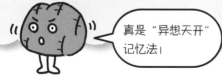

真是"异想天开"记忆法！

与社会脱节，脑会萎缩

遗憾指数
★★★★☆

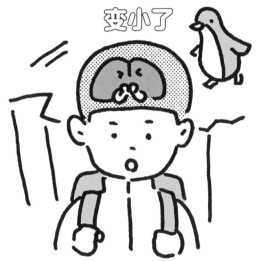

变小了

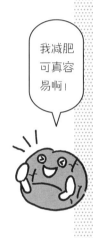

我减肥可真容易啊！

科学考察队去南极考察时，一般都会在南极待上好几个月。漫长的考察期里，大家能接触到的人也仅有团队成员。到了冬天，屋外是冰天雪地的单调景象，生活就更没有变化了。

当考察队队员结束这种与世隔绝的生活后，研究人员测试了他们的脑的状态。结果发现，与出发前相比，考察队队员的脑缩小了。

当然，脑出现萎缩现象并不是因为长期处在冰雪环境下，受到寒冷刺激造成的。脑非常喜欢充满刺激的生活，如果环境缺少变化，脑就会萎缩，短时间内也不能恢复到原来的大小。

如果你每天都过着千篇一律的生活，脑也可能会萎缩。所以，每天都给脑来点刺激吧！

五音不全的人
空间处理能力较差

遗憾指数
★★★☆☆

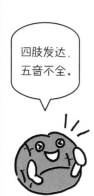

四肢发达，
五音不全。

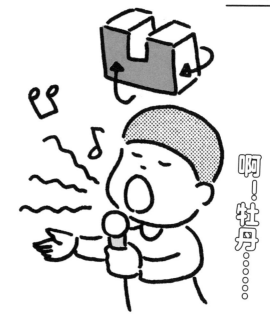

啊！牡丹……

有 些人一唱歌就跑调，这种现象被称为"失歌症"。这种病大多是天生的，全球约有4%的人患有失歌症。

失歌症患者无法准确地把握音调的变化。科学家们通过研究惊讶地发现，他们的听觉中枢和普通人没有什么不同，但空间处理能力却差了很多。

比如，旋转由多个正方体组成的立体图形后，会得到怎样的图形？失歌症患者回答这类问题的正确率不到普通人的一半。我们暂时还不清楚辨识音阶与空间处理能力之间到底有什么联系，也许都是由脑的同一区域控制的。

叫错家人名字很正常

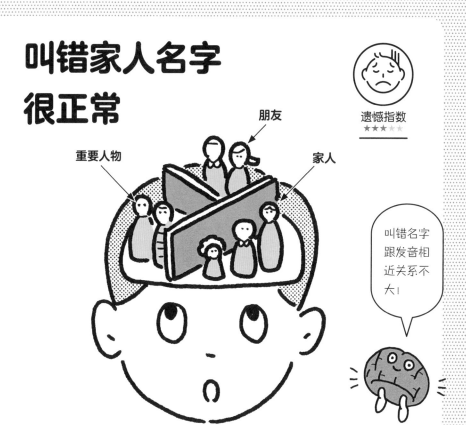

朋友

重要人物

家人

叫错名字跟发音相近关系不大！

有时候，父母会把几个孩子的名字弄混。这是由于脑会对名字这类信息进行分组记忆导致的。

比如，脑会将家人的名字放在同一个组里，这样一来，家人之间的名字就很容易弄混。同样，脑也会将朋友的名字划分到一个组里记忆，所以朋友之间的名字也容易弄混。但是，家人和朋友的名字就不那么容易被弄混了。

另外，我们常说"宠物也是家庭的一员"，脑会将宠物的名字和家人的名字归在一组，所以我们也可能会叫混宠物和家人的名字。

脑也爱找借口！

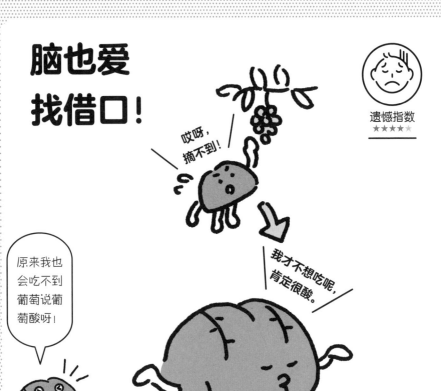

哎呀，摘不到！

我才不想吃呢，肯定很酸。

原来我也会吃不到葡萄说葡萄酸呀！

在《伊索寓言》中，有一则《狐狸与葡萄》的故事流传很广。这个故事讲的是狐狸看到了诱人的葡萄，特别想吃。可是，葡萄架实在太高了，狐狸怎么也够不着。最后，狐狸决定放弃，他安慰自己说："那串葡萄一定很酸，不吃也罢！"

狐狸摘不到葡萄，就用"葡萄很酸"的理由来安慰自己，这实际上也是脑的一种策略。本以为自己能够做到，但结果却失败了，我们通常会很失落。这时，脑就会找一个理由来安慰自己即便没做到也没关系，从而消解心中的失落，这可是脑爱干的事哟！

每4人中就有1个"味觉超常者"

遗憾指数
★★☆☆☆

\ 有那么夸张吗? /

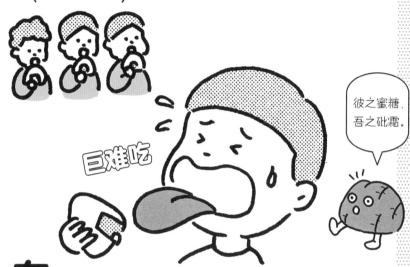

巨难吃

彼之蜜糖,
吾之砒霜。

有的人对味道特别敏感,平均每4人中就有1人拥有这种特殊能力,这种能力也被称为超级味蕾。据说拥有超级味蕾的女性多于男性、亚洲人和非洲人多于欧洲人。

味蕾是感受味觉的器官。拥有超级味蕾的人被称作"味觉超常者",他们的味蕾数量多于常人,所以感受各种味道的能力超强,对苦味尤其敏感。所以,味觉超常者不喜欢带苦味的黄绿色蔬菜,据说因为不吃蔬菜,他们患结肠癌的风险也更高。

你一定会觉得,味觉超常者真是太倒霉了!但实际上,味觉超常者也非常讨厌油腻的食物,所以更不容易长胖。另外,因为天生对味道超级敏感,所以很多人成为了专业厨师。

脑研究之遗憾篇
别想用人和猴子来做记忆实验

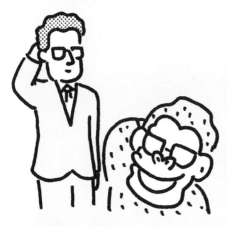

人和猴子太聪明

在研究人脑记忆时，人们经常使用兔子和老鼠做实验，而不是直接对人脑进行测试或利用人类的近亲——猴子来做，因为人和猴子都太聪明了。

记忆力存在个体差异，就算是同一个人，记忆力也会受到不同时刻的身体状态和心情变化的影响。猴子非常聪明，做实验时会偷奸耍滑，所以没办法用来做实验。

兔子和老鼠心思简单

身体健康的兔子和老鼠会专注于眼前的事情。所以，把兔子和老鼠当作实验对象，更容易得到准确的结果。

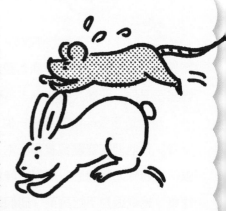

但是兔子和老鼠不像人类会说话，记忆力也不如猴子，要经过反复的训练（有时甚至要训练200次以上），才能记住一件事，工作量非常大。实验人员真的很辛苦。

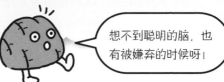

想不到聪明的脑，也有被嫌弃的时候呀！

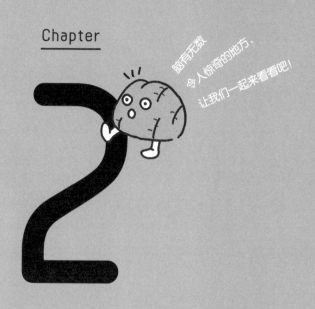

Chapter

2

脑有无数
令人惊奇的地方,
让我们一起来看看吧!

第2章

令人惊奇的脑

5秒内
控制自己的愤怒

惊奇指数
★★★★☆

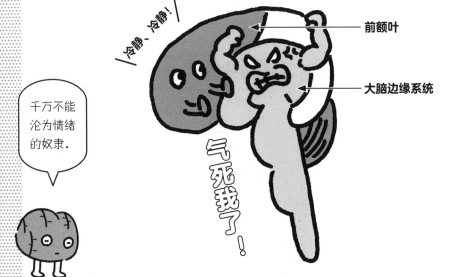

前额叶

大脑边缘系统

千万不能沦为情绪的奴隶。

当朋友说了过分的话时，我们会生气；玩游戏时一不小心操作失误，我们也会暴跳如雷……愤怒的情绪，是由大脑边缘系统调节和控制的。没错，发火是脑导致的。

当我们想发怒时，只有让大脑边缘系统冷静，才能让心情恢复平静。此时，前额叶就要发挥作用了，它可以控制愤怒的情绪。

但是，前额叶无法对愤怒的情绪立刻做出反应，需要3～5秒的时间。在这段短短的时间里，我们能做的最有效的事情就是深呼吸。只要用3～5秒做一次深呼吸，前额叶就会开始工作，帮我们控制住愤怒！

脑中的天使与魔鬼在战斗?!

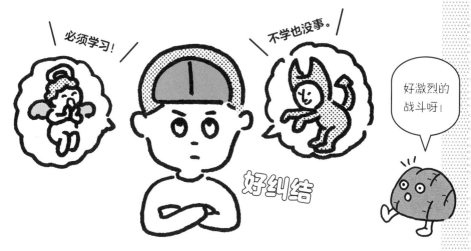

　　明天就要考试了，必须认真复习，但有趣的漫画还剩下一半没看完。这时，脑中的魔鬼会悄悄地告诉你："没关系，就看会儿漫画吧。"天使则会马上反驳："不行！今天不认真复习，明天就惨了！"

　　在动漫作品中，我们经常会看到天使与魔鬼势不两立的画面。其实，我们的脑中也时常出现这样的场景。

　　我们可以把想放纵做某件事的欲望称作"魔鬼心理"；把应该去做某件事的自制力称为"天使心理"。这两种心理经常会在我们的脑中打架。

　　如果天使获胜，我们就会选择去做自己应该做的事；如果魔鬼获胜，我们就可能会在事后追悔莫及了。

看到别人疼，
自己也会疼

看到家人做饭时不小心切到了手，疼得直叫，你是不是也会觉得好疼，就像自己的手指被切到了一样？

这种想象出来的疼痛，实际上是脑启动了应对疼痛的机制。

大脑皮层的扣带回和岛状区域之间的神经系统，能让我们对他人的痛苦感同身受，产生共情，因此也叫镜像神经元系统。镜像神经元系统使我们具备共情能力，所以面对那些身处痛苦中的人们，我们愿意伸出援手，提供帮助。

这样一想，人的脑天生就拥有关爱他人的温柔！真让人感到暖心。

不过，一般来说，只有当我们最亲近、最在乎的家人、恋人等遭受痛苦时，镜像神经元系统才会产生强烈的反应。而面对陌生人遭受的伤痛，我们可能就没什么反应。这样看来，脑似乎又有些不近人情。

"痛人之所痛，苦人之所苦"才是真君子！

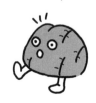

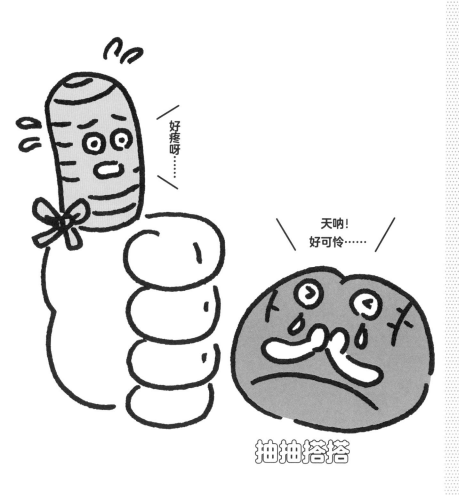

男性对坏人毫不留情

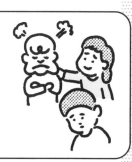

　　看到坏人受到惩罚时，镜像神经元系统也会起作用，不过，男性跟女性的反应不太一样。男性会认为坏人做了坏事，应该严厉惩罚，但女性更容易同情遭受惩罚的坏人。

巨大的人脑

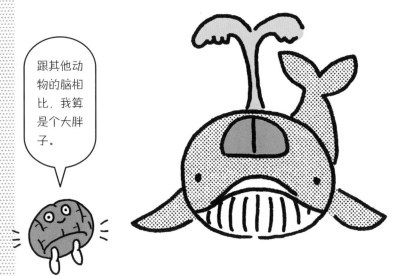

抹香鲸的脑占体重的0.02%
（8千克）

跟其他动物的脑相比，我算是个大胖子。

我们把体内有脊柱的动物称为脊椎动物，包括人类在内的哺乳类、鸟类、爬行类、两栖类以及鱼类都是脊椎动物。脊椎动物的脑的构造基本一样，包括大脑、小脑和脑干等，但各部分占比却不相同。

比如，在鱼类和爬行动物的脑中，控制本能和反射的小脑和脑干约占一半。但人类不一样，人类的大脑非常发达，约占整个脑的3/4。

在脑的重量方面，一般而言，体重越重，脑就越重。鲸是地球上最大的动物，它的脑重量超过8千克，是当之无愧的"最重的脑"。大象是陆地上最大的动物，它的脑重约5千克。跟它们

大象的脑占体重的0.23%
（5千克）

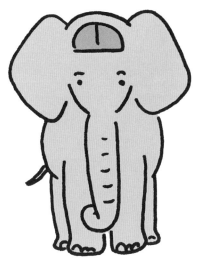

人类的脑占体重的2.44%
（1.2~1.5千克）

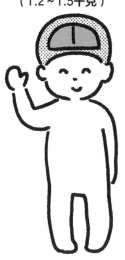

比起来，人类的脑比较轻，只有1.2~1.5千克左右。

但从占身体重量的比例来看，鲸、大象和人类的排行恰恰相反。鲸的脑重量占比为0.02%，大象为0.23%，而人类则高达2.44%，排在第一名。从这个角度来看，人脑真是个"大胖子"。

名人的脑重量

历史上有很多名人的脑重量都被记录下来了。比如，俄国作家屠格涅夫的脑重2012克，德国政治家俾斯麦的脑重1807克，德国哲学家康德的脑重1650克，日本作家夏目漱石的脑重1425克。

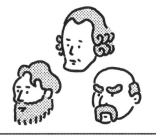

学会吃熟的食物，人脑才变大了？

惊奇指数
★★★★☆

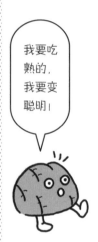

我要吃熟的，我要变聪明！

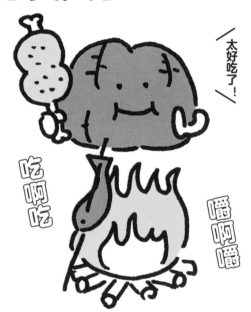

太好吃了！

吃啊吃

嚼啊嚼

与其他生物的脑相比，人脑非常大，就算是人类的近亲——大猩猩和黑猩猩的脑重量也只有人类脑重量的约1/3。这种差距可能是由于人类掌握了烹饪方法，从吃生食改为吃熟食，才渐渐产生的。

我们的身体和脑都需要大量营养物质，所以我们需要食物。在这一点上，猩猩和人类并没有差别。

但人类是世界上唯一能使用火的动物。食物做熟后，营养物质更容易被人体吸收。而且，烹饪后的熟食更软，进餐时间也会变短，能更高效地吸收营养。渐渐地，人类的脑就越来越大、越来越发达了。

神经传导速度高达120米/秒

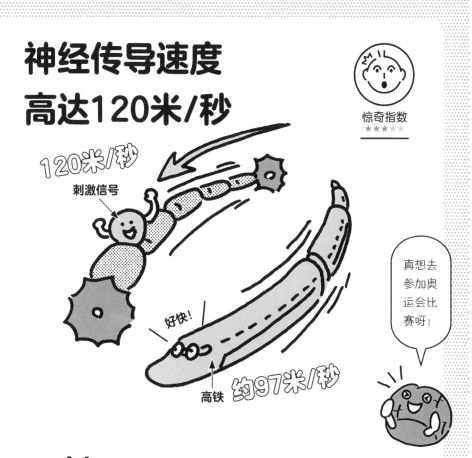

120米/秒

刺激信号

好快!

高铁 约97米/秒

真想去参加奥运会比赛呀!

神经系统由大量神经细胞组成。神经细胞受到身体传来的信息刺激后，变得活跃，释放出电信号，再刺激脑分泌化学物质，使下一个神经细胞活跃起来，释放电信号，促进脑分泌化学物质……这个过程就像是一场传递信息的"接力赛"。

那么，这场"接力赛"的传递速度如何呢？最快竟然高达120米/秒！你知道吗？高铁的速度约为97米/秒，也就是说，神经传导速度比高铁还要快。

面对突然驶来的汽车，如果脑将"快躲开"的指令慢悠悠地传给肌肉，就会酿成悲剧了。

慢跑
对脑有好处

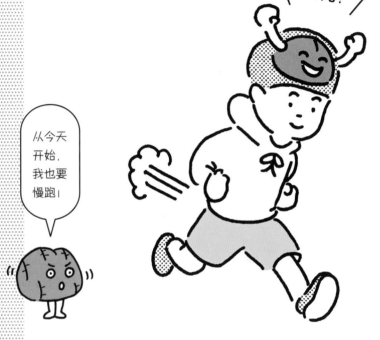

慢跑有利于身体健康。类似的有氧运动能使我们在运动中均匀呼吸，充分燃烧脂肪，从而调节身体状态。

其实慢跑对脑也很有好处。这是研究人员通过老鼠实验得出的结论，该结论也极有可能适用于人类。

慢跑对脑有好处的原因在于，当我们在慢跑时，通过双脚触地，能给脑带来适度的冲击。这时，脑细胞外的组织液便会充分动起来，能够调整神经细胞的机能状态。即使不慢跑，用其他方法给脑带来同样的冲击，也能达到同样的效果。

打羽毛球
能增强脑的功能

惊奇指数
★★★★☆

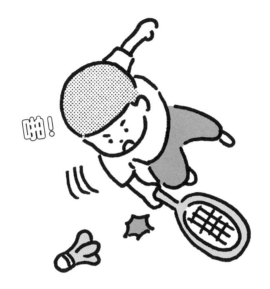

啪!

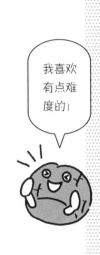

我喜欢有点难度的!

研究人员通过一项实验证明，打羽毛球比跑步更能增强脑的功能。研究人员找来20名健康的成年人，让他们打羽毛球和跑步，每次运动10分钟，然后休息10分钟。这期间，研究人员对实验对象进行斯特鲁普效应测试（详见第149页）。

实验表明，打完羽毛球后马上接受测试，会比休息10分钟后再接受测试的成绩更好，而跑步并不会明显提升测试的成绩。

打羽毛球时，我们不仅要将飞来的羽毛球打回去，还要时刻观察羽毛球的速度和对手的位置，随时做出复杂的判断并迅速移动身体。在这个过程中，负责判断事物的脑区域会变得活跃，脑的功能得到增强。

只需一杯水，
就能让脑活力十足！

惊奇指数
★★★★★

有时候，我们会觉得脑子昏昏沉沉的，无法集中注意力……这个时候可以尝试一个很实用的小妙招，那就是——喝一杯水！没错，就是这么简单。

英国东伦敦大学做过一项实验，研究人员招募了34名实验对象，让他们在睡觉前不要喝水。第二天早晨，研究人员把实验对象分成两组，一组的早餐只有压缩饼干，另一组的早餐除了压缩饼干外，还配有500毫升水。

吃完早餐后，研究人员对实验对象进行了认知测试。结果发现，早餐时喝水的那组比没有喝水的那组，在回答问题时速度要快14%。在那些喝水前就已经感觉口渴的人身上，实验效果要更加明显。

此外，这种效果在孩子身上会表现得更为显著。人体超过2/3都是由水组成的，脑中的水分更是高达80%，足见水对人体的重要性。当我们感到口干舌燥时，脑自然就转不动了。

比起饿肚子，我更怕缺水！

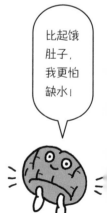

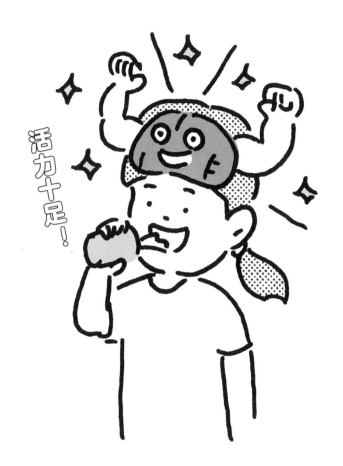

活力十足！

喝水也不是任何时候都管用

虽然说只需一杯水，就能让脑恢复活力，但遗憾的是，即便喝了水，如果认知测试比较难，需要复杂的动手操作，结果就不会太理想了。这种现象的原因还有待研究。此外，饮用水的水温是否会影响实验结果，也是今后的研究内容之一。

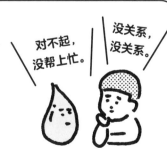

对不起，没帮上忙。

没关系，没关系。

一起来体验
奇妙的视觉游戏吧！②

中间小正方形的颜色……
其实一样

看下面这两张图中的小正方形，你是不是会觉得，右边的颜色看起来比左边的更深一些？实际上，这两个小正方形的颜色一样。脑捕捉到的颜色会受周围颜色的影响。如果周围颜色偏暗，中间的颜色就会显得更明亮；如果周围颜色明亮，中间的颜色就会显得比较暗。

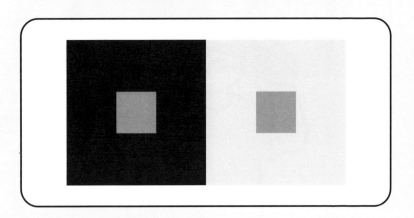

究竟哪一面离你最近？

右图有一个由线条组成的正方体。正方体的哪一面离你最近呢？如果你认为是ABCD面，那就是看到了情况①；如果你认为是EFGH面，那就是看到了情况②。脑不能同时看到两种情况，所以大家的判断会不一样。

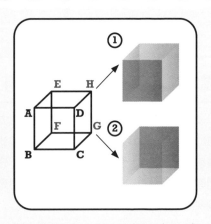

将图画上下翻转，看到的效果也会反转

下图中，左边的圆看起来是突出的，右边的圆是凹陷的。但是，如果将整个图形倒过来看，两边的效果就会反过来。当圆形上半部分明亮，下半部分较暗时，会呈现出突出的感觉；而圆形上半部分为阴影，下半部分明亮时，则会呈现出凹陷的感觉。

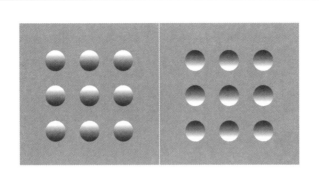

看起来是斜线，但实际上都是平行直线

这些贯穿左右的直线看起来都是倾斜的。黑白色块交错排列，会扰乱脑判断倾斜度的功能。这种视觉现象被称为"咖啡墙错觉"，是一种几何光学错觉。

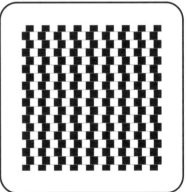

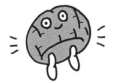

真可怕！我为什么总是出现错觉？

脑干24小时连轴转，从不休息

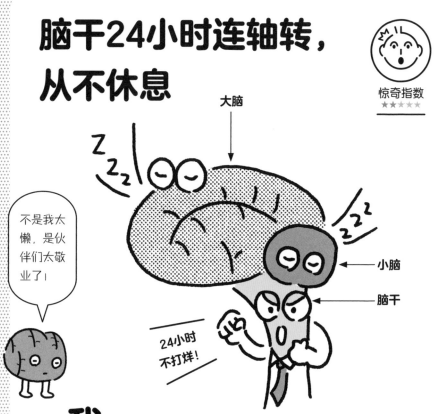

惊奇指数
★★☆☆☆

大脑

不是我太懒，是伙伴们太敬业了！

小脑

脑干

24小时不打烊！

我们的脑里，有一个永远都在勤勤恳恳工作的家伙，它就是脑干。可以说，只要我们还活着，脑干就在24小时连轴转，从不休息。

负责控制人体呼吸的神经系统——呼吸中枢系统就位于脑干。正因为脑干一直在兢兢业业地工作，所以无论是白天清醒时，还是夜晚睡觉时，我们都能正常呼吸。脑干还负责心脏的跳动，只要我们的生命还在继续，心脏就会不断跳动，将血液输送到全身。

或许你会认为除了脑干，脑的其他部位都有休息时间，但其实脑细胞在睡觉时也不会完全停止活动。

我的梦，我做主？

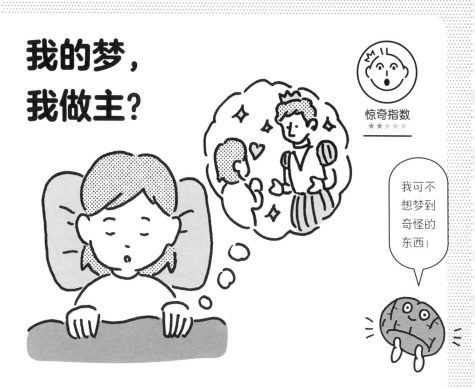

惊奇指数
★★☆☆☆

我可不想梦到奇怪的东西！

梦境很神奇。在梦里，你可能会在一个从未去过的地方，遇到一系列不可思议的事情，但却丝毫不会觉得奇怪。

我们为什么会做梦呢？有一种说法认为，脑会在睡眠时整理白天接收到的各种信息，所以我们会梦到与白天的经历有关的内容，或是自己关注的事情。

也就是说，如果我们在入睡前，努力想象自己期望的梦境，或是把梦境画出来、写出来，就有可能做出这样的梦。越是印象深刻的事物越可能出现在梦境中。

不过，梦境是一个非常奇怪的世界，说不定你很想见到的人会化作一只猫、一个杯子出现在你的梦中。虽然不尽如人意，但也挺有趣的。

当我们在睡觉时，脑会快进重现记忆

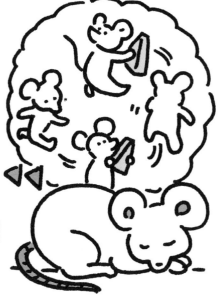

睡觉时都还要让我工作！太没天理了。

研究人员通过研究老鼠发现，在睡眠期间，脑会重现当天的记忆。

掌控记忆的海马体中有一种特殊的神经细胞，它们负责空间定位，能让脑判断身体所处的位置。研究人员让老鼠进入迷宫，当老鼠每到一处时，他们就记录下当时负责空间定位的神经细胞。等老鼠进入睡眠状态后，研究人员对老鼠海马体上的神经细胞进行测试，发现这些细胞的反应顺序和老鼠在迷宫里定位时的神经细胞反应顺序一致。也就是说，当老鼠在睡觉时，脑重现了白天的记忆。

你可能会想，要重现清醒时发生的事，岂不是需要花费同样的时间才行？

完全不用担心！脑是个急性子，做事一点儿也不磨蹭。当

★★★★☆

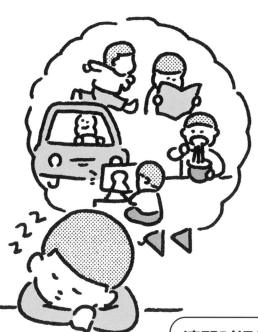

我们在睡觉时，脑重现某件事的速度是实际速度的几十倍。我们以20倍为例，人做梦的时间一般约为1.5个小时，那么脑可以重现30个小时中发生的事情，所以重现一天24小时的记忆就是小菜一碟。

换句话说，做梦就相当于把我们的记忆快进播放一遍。

清醒时记忆也会在脑海中重现

实际上，当我们处于清醒状态时，记忆也会重现。研究人员在老鼠实验中发现，老鼠在移动过程中停在了某处后，海马体的神经细胞也会按照之前的移动顺序做出反应，并且也以快进的方式重现。我们常说预习、复习非常重要，看来大脑是个"好学生"，做了什么事都会马上复习。

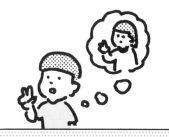

握拳能提高记忆力

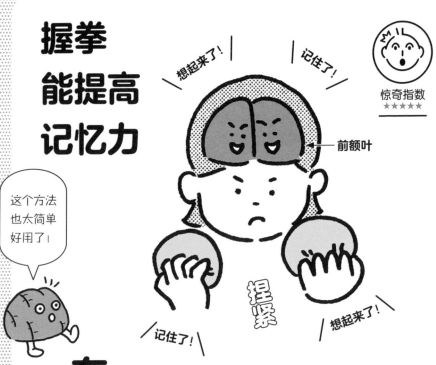

这个方法也太简单好用了！

有一个简单易行、马上就能用的提高记忆力的好方法，那就是握拳法。

美国蒙特克莱尔州立大学曾做过一项单词记忆测试实验。实验一共有36个单词，要求参与者每5秒记住一个单词并把它默写出来，他们记住的单词平均数为8.6个。

随后，研究人员让参与者在背单词时，用右手捏一个直径5厘米的橡皮球，持续45秒，休息15秒后再捏45秒。其实，手捏橡皮球时，就是在握拳。当参与者在默写单词时，就用左手捏橡皮球，结果显示参与者记住的单词数量平均提高了18%！

由于前额叶的左侧（控制人体右半身）负责"记忆"，前额叶右侧（控制人体左半身）负责"回忆"，所以背单词时必须用右手捏橡皮球，默写单词时用左手捏橡皮球，否则没有效果。

心情放松
能提高记忆力

惊奇指数
★★★★★

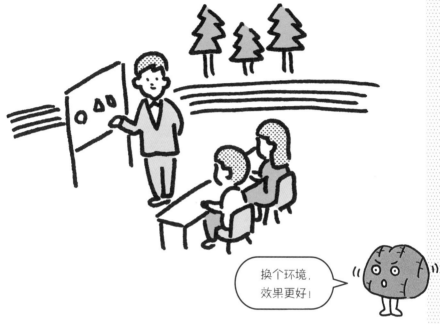

换个环境，效果更好！

　　一直待在同一个地方集中注意力学习，干劲会慢慢消退，心情也会变得糟糕。学习之余，也要适当放松心情。

　　阿根廷布宜诺斯艾利斯大学的一项研究证实了上述观点。这项研究以1676名小学生为实验对象，先由老师上语文或图形课程。接下来，学生们离开教室，在一个平时不上课的地方，由一位初次见面的老师教其他科目。

　　随后，研究人员让学生们参加语文和图形的小测验，他们的成绩提高了1.5倍！但是，如果事先告知学生有这个安排，或是两次课程间隔4小时以上，成绩则几乎没有任何提升。

饥饿状态下记忆力更好

惊奇指数
★★★★☆

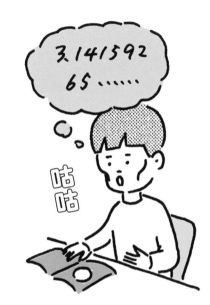

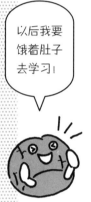

以后我要饿着肚子去学习!

动物身处险境时,记忆力会提高。在危机四伏的大自然中,记不住哪些地方有天敌出没、哪些地方能找到食物,就无法生存下去。有研究表明,脑也具有这样的特质。

研究人员通过实验发现,胃在饥饿状态下会分泌一种叫做胃饥饿素的激素,这种激素能够传到脑。当我们处于饥饿状态时,胃饥饿素会不断刺激下丘脑,增强食欲。

胃饥饿素也能让负责记忆的海马体变得活跃起来。胃饥饿素的分泌和刺激,能够使海马体神经细胞之间的连接增强30%。因此,当我们处于饥饿状态时,记忆力会提高,头脑也会变得更清醒、更活跃。

玫瑰花香
能增强记忆力

惊奇指数
★★★★★

记忆力增强

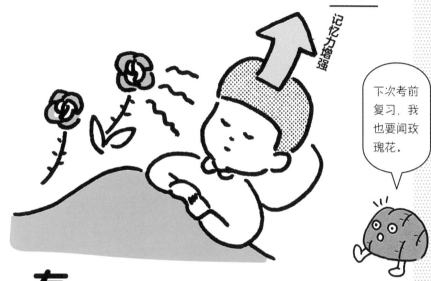

下次考前复习，我也要闻玫瑰花。

有一种利用嗅觉增强记忆力的方法，那就是闻玫瑰花香。

研究人员通过一项记忆实验得出了这个结论。这项实验很简单，研究人员将参与者分成两组，让他们在平铺的卡片中记住两两相同的卡片的位置。一组参与者闻着玫瑰花香记卡片位置，并伴着玫瑰花香入睡。另一组参与者则没有闻玫瑰花香。

第二天，研究人员对两组参与者进行记忆测试。结果发现，没有闻玫瑰花香的那组平均成绩为86分，而闻了玫瑰花香的那组平均成绩达到了97分。

不同于眼睛捕捉的视觉信息，嗅觉信息能够直达大脑皮层，使负责记忆的海马体变得活跃。所以，如果我们闻着玫瑰花香入睡，脑受到花香的刺激，记忆力就会增强。

大人觉得自己爱忘事是因为太在意?

惊奇指数
★★★★★

哎呀!

你怎么老忘事呢?

忘事大王就不要追忆往事了。

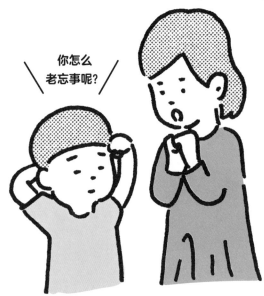

我们经常会在某个瞬间,突然想不起某件事。你会不会觉得,大人更容易出现这种情况?

大人们"突然失忆"时,往往会十分介意,觉得是因为自己年纪大了,脑开始衰退,甚至有人会因此闷闷不乐。

其实,孩子也经常会出现"突然失忆"的情况,只不过他们并不在意,所以觉得不明显。

更何况,与孩子相比,大人的经历更丰富,脑中储存的记忆量更大,大人要想起某件事时,必须在庞大的记忆储存库中进行搜索,所以更容易"突然失忆",或者需要花费更多时间才能想起来。

再现“突然失忆”前的情景，有助于唤醒回忆

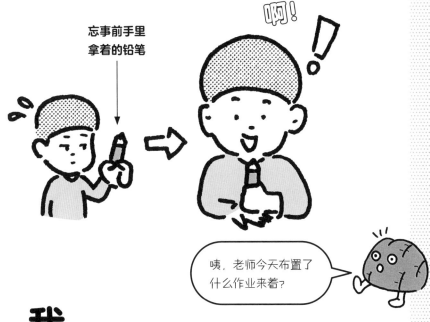

惊奇指数
★★☆☆☆

忘事前手里
拿着的铅笔

啊！

咦，老师今天布置了
什么作业来着?

我们在某个时刻怎么也想不起来的事情，其实并没有从脑中消失。比如，当你怎么也想不起来一个人的名字时，如果有人说出他的名字，你立刻就会恍然大悟。

当我们突然忘记某件事情时，应该怎么办呢？很简单，再现忘记之前的情景，能帮助我们唤醒回忆。

比如，你本来想找父母讨论事情，但到了他们面前却突然忘得一干二净，这时，与其站在那里苦苦思索，还不如回到自己之前待过的地方，看看周围的环境，重复此前在做的事情。脑或许可以借助这些线索，回想起突然忘记的那件事情。

来感受一下
Typoglycemia 现象吧!

只要英文单词的首尾字母正确就不影响阅读

当我们在读文章时，如果里面有错字、错词，很容易就能发现。但是，如果某个英文单词的首尾字母正确的话，我们就会顺畅无阻地读下去。也有研究表明，在一个汉语句子里，就算汉字的顺序有些颠倒，也不会影响读者理解。这种现象被称为"Typoglycemia"（即字母错乱不影响阅读的现象）。

人们猜测，脑也许能根据记忆和经验，自动将顺序错乱的文字信息还原成正确的信息。

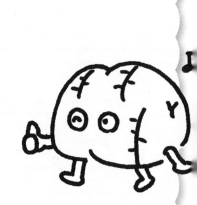

读一读①

- 毕旅业行

- 笔记电本脑

- 马加达斯加

- 笔本记电脑

- 矿水泉瓶

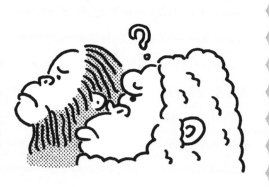

读一读②

桃太郎从桃子里蹦来出后，亲率自领着猴子、狗、野鸡，来到魔鬼岛讨伐魔鬼。

在打败魔鬼后，他得到了稀珍世宝，过上了幸福活生。这真是可喜贺可。

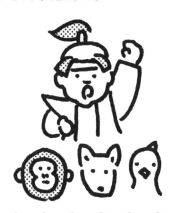

读一读③

狮子以雄狮为中心，过着群生居活。狮群中的母狮会抓来羚等羊猎物，雄狮不狩猎，但会保护狮群。

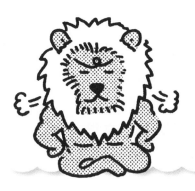

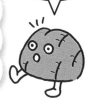

上了年纪后，海马体还会产生新的神经细胞

惊奇指数
★★★★★

当我们长到3岁时，脑中神经细胞的数量基本就稳定了。如果脑没患病，一般也不会减少。不过脑中有一个神奇的部位，就算我们变成了老人，这里的神经细胞也会继续增多，它就是与记忆息息相关的海马体。

一篇发表于2000年的论文称，人们通过研究英国伦敦出租车司机们的脑发现：司机年纪越大，海马体越大。

这是因为伦敦市内的交通十分复杂，出租车司机每天开车时要记住这些道路，会刺激海马体变得更活跃。

还有一篇发表于2013年的论文称，即便到了100岁，神经细胞竟然也会增多！而且，有一部分海马体每天会新增700个神经细胞。因此，就算我们到了100岁，海马体仍可能保持在40岁左右。

所以，就算上了年纪，如果每天都给脑一些刺激，说不定记忆力会比年轻人还强呢！

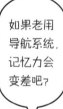

如果老用导航系统，记忆力会变差吧？

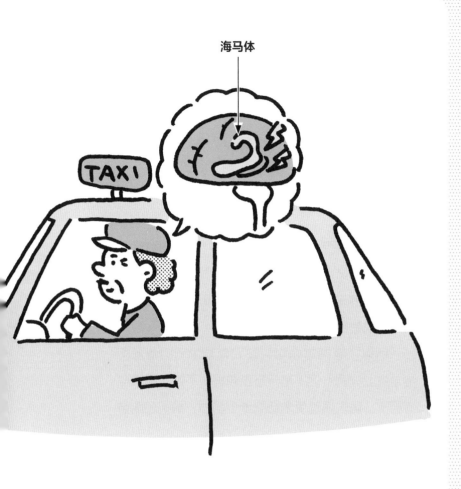

海马体

海马体的神经细胞
停止增多就糟糕了

　　如果海马体的神经细胞停止增多，会出现什么情况呢？研究人员曾在实验中抑制小白鼠的海马体神经细胞增多，结果发现，这会导致小白鼠的记忆力大幅衰退。所以，要每天学点新东西，给脑一些刺激，不断强化海马体。

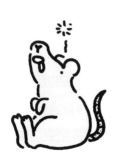

只有半个脑
也能活得同样精彩

惊奇指数
★★★★★

如果老师突然对大家说："其实我只有半个脑。"你会不会被吓得晕过去？毕竟，即便脑只是在意外或患病中受到一点点损伤，都有可能使人瘫痪或者丧失语言能力。

所以，老师怎么可能在只有半个脑的情况下给学生上课呢？这不是天方夜谭吗？不过，在某些情况下，病人通过手术切除半个脑后，确实还能像正常人一样生活。

2019年，美国加州理工大学发表了一篇研究报告。研究人员找到了6名曾患过癫痫的病人，这些人的年龄介于20岁到40岁之间。为了治疗癫痫，他们曾在小时候通过手术切除了半个脑，但生活并没有受到影响。

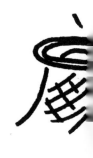

只要脑力全开，半个脑也够用了。

研究人员发现，这些人虽然只有半个脑，但他们的脑活动和普通人的一模一样，脑内的神经连接甚至更加密集。这个发现说明，脑可以增强剩下的神经之间的连接，从而弥补缺失部分的功能。

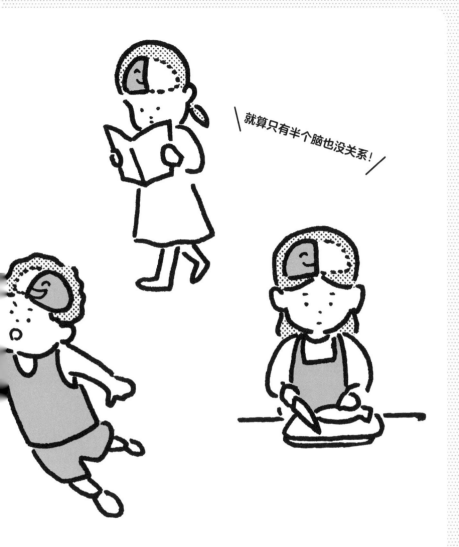

就算只有半个脑也没关系！

儿童的脑神经连接更易强化

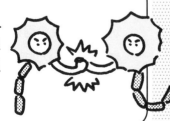

就像左页提到的，切除半个脑的手术一般在患者年幼时进行。因为儿童的脑在不停地发育，所以会比大人的脑更容易重新构建起神经之间的连接。这也可能是半个脑的神经连接更密集的原因。

填字游戏
能使脑返老还童

惊奇指数
★★★★☆

你 玩过填字游戏吗？根据游戏提供的线索，猜出空白处缺的字，这种游戏效果惊人！英国埃克塞特大学称，玩填字游戏能使脑返老还童。

研究人员对19078名年龄介于50岁到93岁之间的人做了14种判断力测试。结果显示，那些平时爱玩填字游戏、数字游戏的人与平时不玩这类游戏的人相比，脑的状态明显不同。在短时记忆能力测试中，前者比后者要年轻8岁；而在文章推理能力测试中，前者比后者要年轻10岁。

这充分说明，填字游戏能锻炼脑，使脑保持年轻。其他研究也证明，定期玩填字游戏，可以帮助认知功能障碍患者将丧失记忆的时间推迟2.54年。

所以，如果想防止脑衰老，玩填字游戏是个不错的选择。

可我不擅长填字戏游戏啊。

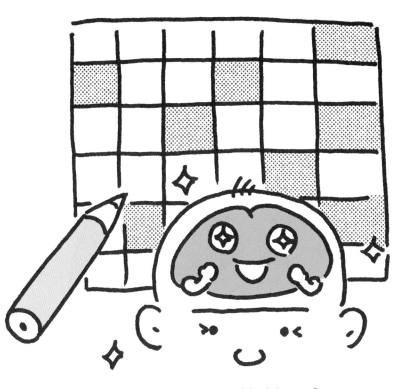

焕然一新！

填字游戏和数字游戏
会产生不同的效果

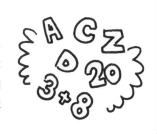

　　擅长玩填字等字谜游戏的人具有优秀的推理能力，专注力也更好。而擅长玩数字游戏的人在长期记忆方面表现更好。也就是说，不同类型的猜谜游戏，给脑带来的作用也不同。

恋爱能使脑和身体都变年轻

惊奇指数
★★★★★

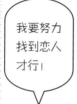

我要努力找到恋人才行!

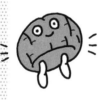

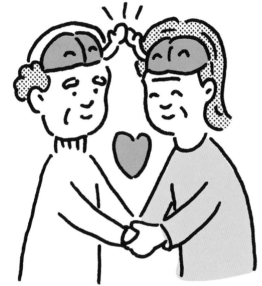

我们经常听说"恋爱使人年轻",实际上,因为恋爱而变年轻的,不仅仅是外表。

当我们在谈恋爱时,下丘脑会变得很活跃,身体内会产生叫做性激素的化学物质。这种化学物质进入脑,能使神经细胞充满活力。男性只要看见喜欢的人,就能产生这样的效果。性激素还能使我们的身体变年轻。人体内会产生叫做活性氧的物质,如果压力太大或生活方式不健康,身体就会产生大量的活性氧,使皮肤老化,甚至生病。而性激素具有抑制活性氧的作用。

这样看来,恋爱真是具有非凡的力量啊,快去告诉你身边的大人吧!

心态越年轻，
脑就越年轻

惊奇指数
★★★★☆

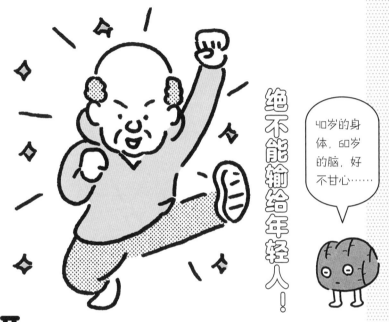

绝不能输给年轻人！

40岁的身体，60岁的脑，好不甘心……

研 究人员对68名年龄介于59岁到84岁之间的人进行研究后发现，那些心态年轻的人的脑更年轻。

他们聚焦脑里的灰白质，灰白质又叫大脑新皮质，这里聚集着大量的神经细胞，负责处理信息。随着年龄的增长，灰白质会越来越少，导致空间认知能力和运动能力等不断衰退。而那些心态比实际年龄年轻的人的脑中，灰白质面积更大，而且记忆力更好，身体更健康。

不过，他们究竟是因为脑年轻才能保持心态年轻，还是因为心态年轻导致脑变年轻了呢？人们还未弄清楚。

通过脑的运行方式
能辨别出脑的主人

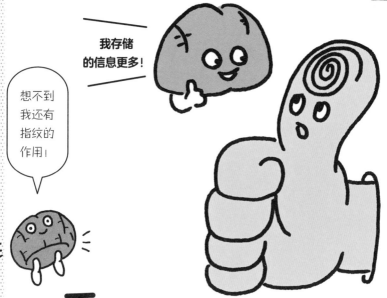

我存储的信息更多!

想不到我还有指纹的作用!

手指上那一圈圈漩涡状的纹路，被称为指纹。每个人的指纹都不一样，所以我们可以通过指纹来辨别身份。

你知道吗? 脑也有专属"指纹"，因为每个人的脑活动时的反应都不一样。所以，通过记录脑的运行方式，就能精确识别脑的主人。

看到这里，有的人可能会想，"这样的话，脑也可以起到指纹的作用啦!"其实不仅如此，脑的运行方式中还包含着更多信息，比如专注力和思考力水平、是否容易对药物上瘾等，这些都会体现在脑的运行方式中。所以，如果用脑识别代替指纹识别，未免会泄露太多个人信息!

晒太阳
有利于倒时差

惊奇指数
★★☆☆☆

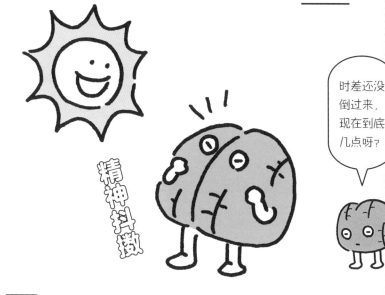

精神抖擞

时差还没倒过来，现在到底几点呀？

不同时区之间存在时差，比如，北京和纽约相差12小时，当北京艳阳高照时，纽约正被夜色笼罩。

如果从北京出发去纽约旅行，就需要倒时差。刚开始的时候，你会在白天昏昏欲睡，因为生物钟会按照原来的习惯，到了该睡觉的时候就开始分泌褪黑素，而纽约当地却正是白天。

遇到这种情况该怎么办呢？可以多晒太阳，这样就能帮助脑调整作息，尽快适应时差。就算不去国外旅行，也可以记住这个方法。因为很多人喜欢熬夜，过着昼夜颠倒的生活，这会导致生物钟紊乱，跟倒时差一样难受，这个方法也可以帮助生物钟恢复正常。

咖啡和脑的奇妙故事

咖啡豆的香气
能唤醒人的善意

　　咖啡很苦，而且喝多了会睡不着，所以有些人不喜欢喝咖啡。不过咖啡也有一些令人意外的效果。

　　烤咖啡豆或煎咖啡豆的香气能让人心情愉快，使脑容易对他人产生好印象。据说人们在咖啡厅遇到有困难的人，会更乐意伸出援手。

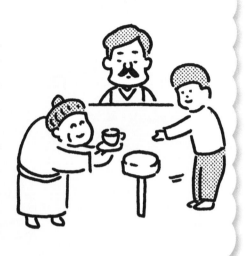

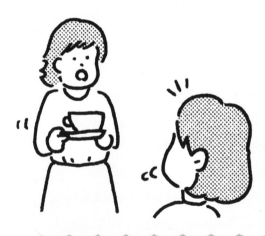

热咖啡
能让你显得更热情

　　据说给客人端热咖啡或冰咖啡，会让客人产生不一样的感觉。比起冰咖啡，客人会觉得端热咖啡的人更热情。所以如果家里来了客人的话，端上热咖啡会更好哟!

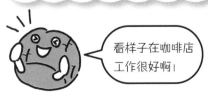

看样子在咖啡店工作很好啊!

一旦发现，
随处可见？

惊奇指数
★★★★★

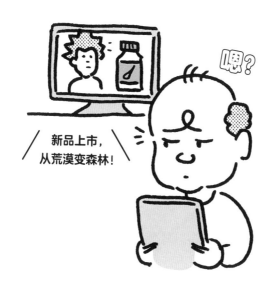

新品上市，
从荒漠变森林！

原来我可以基于大数据进行精准推荐！

如果看电视节目时，喜欢上了某位明星，之后就会经常在广告或其他节目中看到他。你也有过类似的经历吧？

对一个新事物产生兴趣时，就会发现它好像无处不在。其实，这并不是巧合，而是脑在发挥作用。

我们的周围充斥着各种信息，再强大的脑也无法处理所有信息。所以，脑会进行挑选，新了解到的事物会优先获得关注，新事物让人觉得更有趣，所以脑会下意识地去搜寻它们。

这时，脑就会注意到本来就存在但之前被忽略掉的信息，从而造成"一旦发现，随处可见"的现象。

玩游戏
能培养专注力

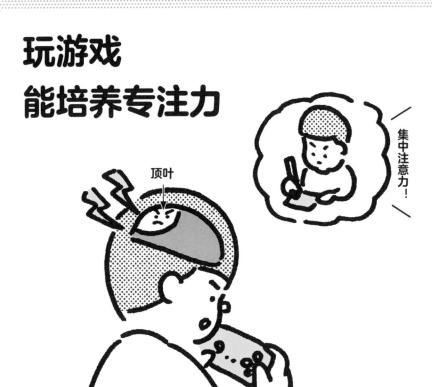

顶叶

集中注意力！

经常会有大人训斥沉迷于游戏的孩子：每天玩游戏会变笨的！但是，瑞士日内瓦大学2012年发表的一项研究显示，玩游戏竟然对脑有好处。

研究人员让平时玩游戏的人和不玩游戏的人，处于周围有噪音、难以集中注意力的环境下，然后观察他们的脑活动。结果发现，平时玩游戏的人更能集中注意力，顶叶等特定部位能很好地运转。而平时不玩游戏的人面对嘈杂环境，脑的各个部位会同时活动，难以集中注意力。

研究人员又按照动作类游戏和其他类游戏把平时玩游戏的人分成两组，让他们每天玩1小时游戏，连续玩50天。结果显

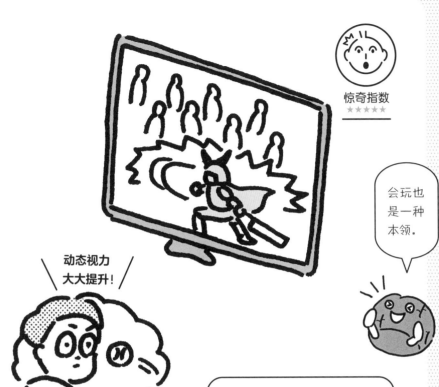

惊奇指数
★★★★★

会玩也是一种本领。

动态视力大大提升！

游戏高手的优势

　　擅长玩游戏的人除了注意力更集中外，理解能力、学习能力也更好，并且富有决断力。尤其是那些擅长玩动作类游戏的人，通常能更好地同时做多件事情，在脑海中构建立体图形的能力、数学能力都更强。

　　示，那些玩动作类游戏的人，其捕捉移动物体的动态视力和迅速判断能力，都有了一定程度的提高。这种效果能持续一年以上。

　　虽然经常有人说玩游戏不好，但适当玩游戏不但可以让我们放松身心，还能锻炼脑，是有一定好处的。

朋友的提醒
能帮你集中注意力

惊奇指数

★★★★★

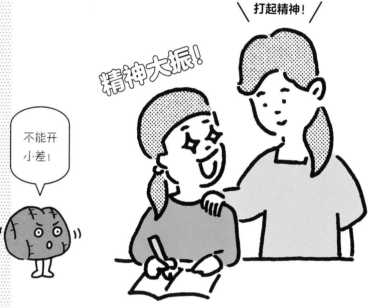

你是否也觉得，跟朋友一起学习时效率更高？这可能是因为跟朋友在一起学习心情更愉快，不过还有一个重要原因，就是注意力可以更集中。

当跟朋友一起学习时，如果朋友走神了，那就友善地提醒一下吧！脑持续做同一件事，专注力会逐渐下降。这时，如果我们说一句，"有点走神了吧？"朋友的脑就会受到刺激，从而重新打起精神，集中注意力。

不过提醒时也要照顾朋友的感受，如果语气过于严厉，很可能会起到相反的效果。

脑喜欢听
支持和鼓励的话

惊奇指数
★ ★ ★ ★ ★

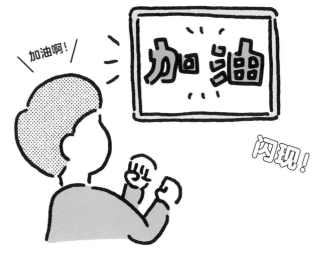

加油啊！

加油

闪现！

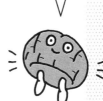

真不好意思，我喜欢听好话！

你听说过潜意识信息吗？这是指在视频中插入一些转瞬即逝的文字或照片，观众看不到这些画面，但脑会捕捉到它们传达的信息。

我们来了解一个关于潜意识信息的实验，实验人员要求受试者在画面上显示"握住"时握住手中的手柄。

在这两个字出现前，视频中会快速闪现几次"加油"等表示支持和鼓励的文字，肉眼是看不到的，但受试者握手柄的力量却会增大一倍，也就是说他们感受到了这些文字的鼓舞。

所以，就算肉眼没有看到支持和鼓励的话语，脑也能感知到。如果画面中闪现的是不相关的文字，受试者握手柄的力量则不会出现变化。

有的脑很务实

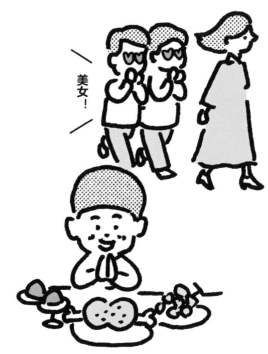

美女！

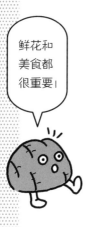

鲜花和美食都很重要！

如果有人说鲜花再美也不能当饭吃，你可能会觉得他太务实了吧？不过研究人员发现，有些人的脑确实是这样。

美国的研究人员曾在2019年做过一项研究，让49个实验对象观看食物和美女的视频，观察他们脑的反应。大家看完食物的视频后，研究人员还会在他们手边放上巧克力。

实验发现，每个人在看完视频后脑的反应都不一样。有人对食物视频反应更强烈，有人对美女视频反应更强烈。而对食物视频反应强烈的人还会吃掉多一倍的巧克力。

亲近宠物好处多多

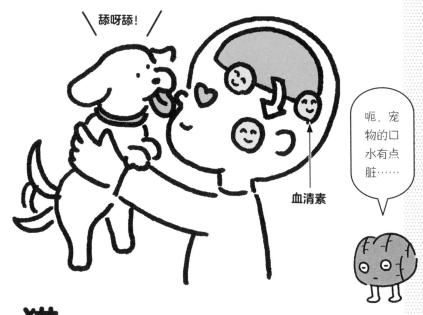

舔呀舔!

血清素

呃,宠物的口水有点脏……

猫、狗、仓鼠……很多人家里都养着宠物。据说养宠物的人幸福指数更高,这种说法是有科学依据的。

美国密苏里大学的一份研究报告称,先让19岁至73岁的人抚摸真狗和机器狗,然后检查他们的血液,发现人们在抚摸真狗时,血液中能够让心情放松、头脑活跃的血清素增多了,能够减缓压力、使人感到幸福的催产素等化学物质也增多了。但抚摸机器狗时,这些化学物质却会减少。

现在,在很多宠物店、咖啡店里都能亲近猫、狗等宠物。所以,就算家里没有养宠物,也可以去这些地方体会幸福的滋味。

上了年纪后
更容易感到幸福

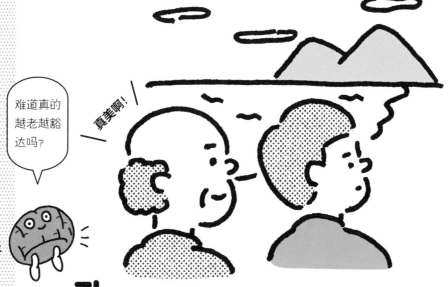

孔子曾说："四十不惑，五十知天命，六十耳顺。"这句话的大意是说，随着年龄的增长，我们的烦恼会越来越少。这种说法也能找到科学依据。

美国科罗拉多大学曾做过一项实验，研究人员给20岁左右的年轻人和55岁以上的人看了两种照片：一种是美好的照片，比如美丽的夕阳；一种是糟糕的照片，比如交通事故现场。然后，研究人员会观察他们的脑的反应。

结果发现，年轻人的脑会对糟糕的照片产生强烈反应，而年纪大一些的人对这两种照片的反应都不强烈。也就是说，那些令人不愉快的照片并不会影响上了年纪的人。

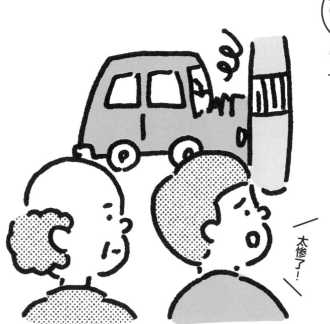

太惨了！

还有一些研究关注掌控着人的喜怒哀乐等情感的杏仁核，发现看到美好的照片时，上了年纪的人的杏仁核会表现出更强烈的反应。这说明，杏仁核产生了好心情。

随着年龄的增长，年轻时的忧虑不安会逐渐减少，人们的心境会变得平静、祥和，更容易感到幸福。这样看来，变老也挺好的嘛！

55岁后幸福感会提升

美国曾对35万人做过调查，想研究幸福感会不会随着年龄的变化而改变。结果发现，20岁以下的年轻人幸福感很强，过了20岁后幸福感就会直线下降，介于40岁到50岁之间的人幸福感最低。但度过这个阶段之后，幸福感就会渐渐提升。

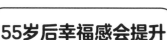

20多岁　　　　　　　　70多岁

30多岁　　　　60多岁

40多岁　50多岁

晨起锻炼有利于让脑苏醒

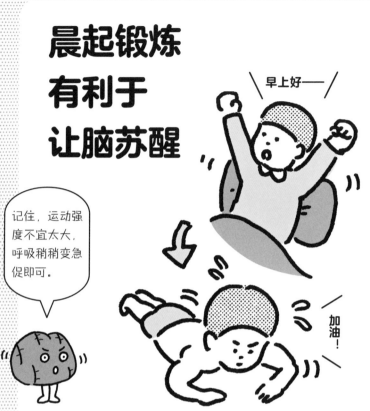

一日之计在于晨，想度过精神饱满的一天，早晨的安排非常关键。起床后，可以稍微做一些运动，帮助头脑苏醒。

美国哈佛大学曾做过一项研究，让一部分高中生每天早上都做一些慢跑之类的运动。结果显示，这些高中生的学习能力有了明显提升。

为什么呢？因为早晨起床时，体温偏低，身体还处于昏昏欲睡的状态。这时候，做一些简单的运动，活动身体，提升体温，促进血液循环。血液将氧气输送到脑，脑就能活跃起来了。

但是，千万不要起床后就立刻做剧烈运动，这反而会给身体造成负担。

眼睛其实是个 "大忙人"

惊奇指数
★★☆☆☆

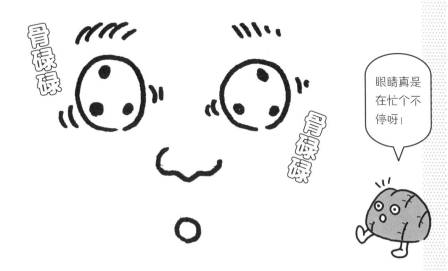

我们通常会觉得，当凝视某个东西时，眼睛没有动。但实际上，眼睛每秒会动3次左右。如果眼睛不动，我们就什么都看不见了。

如果眼睛完全动不了，视网膜持续接收同样的信息，大概在10至12秒后我们就看不见了。

眼睛转动起来，视网膜接收到的信息才会不断更新，并传送至大脑皮层，大脑皮层会对信息进行加工，从而让我们识别眼前的物体。

顺便说一下，不用特意频繁转动眼睛哟！眼睛会在我们察觉不到的情况下自动工作。

孩子比大人更擅长学外语

惊奇指数
★★★★★

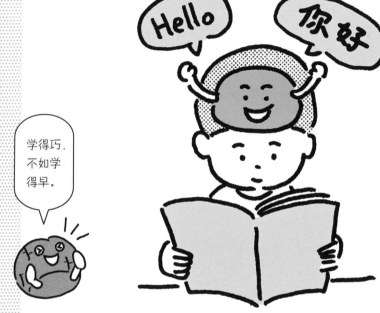

学得巧，不如学得早。

你会说外语吗？讲一口流利的外语，会显得特别神气。如果你想掌握外语，那就要趁早学习，小时候才是学外语的黄金时段。

孩子的脑很灵活，比大人更擅长记住词汇、理解词义。而且，与大人相比，孩子学习外语时，脑需要活动的区域更小。孩子在学习单词时，不会受到脑的其他区域的干扰，能快速记住单词。

当然了，只要肯花时间学习，大人也能够掌握外语。

互联网让我们
心连心?!

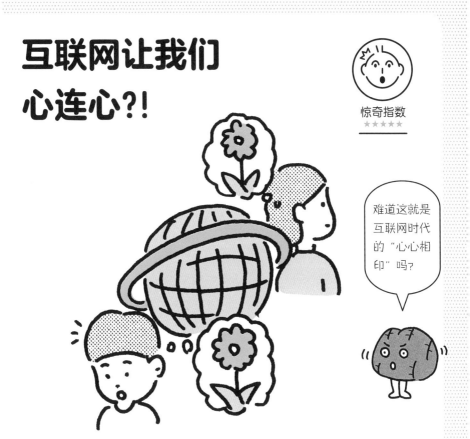

难道这就是互联网时代的"心心相印"吗?

　　人们常说,互联网将全世界连为一体。你知道吗?互联网也能将我们的脑连在一起。

　　2015年,美国华盛顿大学通过一项实验,提出了这个令人难以置信的观点。研究人员让两名受试者分别待在两个相隔很远的房间,并给其中一个人戴上一顶特制的帽子。这顶帽子上装有电极,可以通过网络给另一位受试者发送信号。

　　接下来,头戴帽子的受试者用"是"或者"否"来回答问题,信号传给另一位受试者,另一位受试者就能得知对方做出的答案。也就是说,脑信号可以通过互联网传递。

脑研究之惊奇篇
迷你人造脑也有脑活动

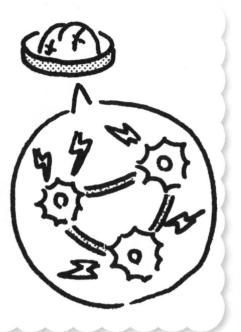

用脑细胞
制造迷你人造脑

在进行脑研究时，我们无法用真正的人脑来做实验，也没法完全用动物脑来代替。

那该怎么办呢？那就自己造人脑吧！科学家利用脑细胞，成功培育出迷你人造脑。研究显示，迷你人造脑具有与人脑一致的神经活动！

随着迷你人造脑的发展，利用它开展实验，也许能进一步揭开脑的神秘面纱。

有脑活动，
并不代表有自我意识

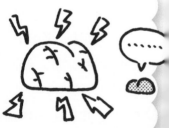

得知迷你人造脑有神经活动时，你可能会想，"难道它也有意识吗？"这也太可怕了吧！不用担心，迷你人造脑没有身体，无法像人类一样感知外界。更何况，迷你人造脑只有黄豆那么大，很难具有自我意识。

科学在不断进步，也许以后真的能创造出具有自我意识的人工脑！（啊！人类完全没考虑我的感受！）

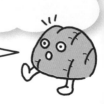

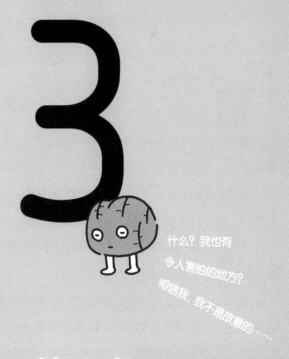

Chapter

3

什么？我也有
令人害怕的地方？
相信我，我不是故意的……

第3章

可怕的脑

在你行动前，脑已经替你做好了决定

可怕指数
★★★★★

假设你的面前有一个按钮，然后你按下了它。你肯定以为是先有按按钮的想法，然后脑向手传达命令，手才按下按钮的，对吧？

事实并非如此。在你想按下按钮之前，脑中的前运动皮层就已经做好了按下按钮的准备。

很可怕吧？原本以为是我们自己决定要做什么，但实际上，脑却已经先做出了决定。

那么，人的行为究竟由什么决定呢？答案是脑神经细胞中生物电的变化。脑神经细胞中储存有生物电，电量处于动态变化中。虽然有些费解，但正是生物电的电量变化控制着我们的行为。

回到刚才谈论的按钮话题，我们为什么会产生按下按钮的想法呢？其实只是因为脑神经细胞电量的变化，给我们下达了按下按钮的命令。

这样说起来，人类的行为看似有理可循，但实际上可能并非如此。

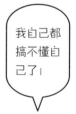

我自己都搞不懂自己了！

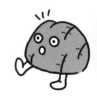

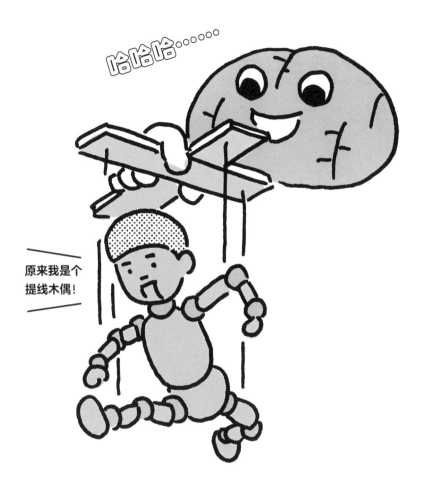

哈哈哈……

原来我是个
提线木偶！

我们可以违抗脑的命令

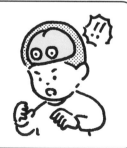

　　虽然脑能先于我们的想法下达命令，但命令传
到身体需要0.2～0.3秒的时间。在这期间，我们可以
自己决定到底要不要执行这个动作。得知我们也能
违抗脑的命令，你应该放心一些了吧？

孩子更容易
被催眠

可怕指数
★★★☆☆

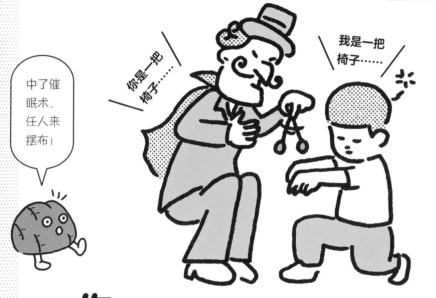

中了催眠术，任人来摆布！

你是一把椅子……

我是一把椅子……

你在电视上看到过表演催眠术的场景吗？催眠师在被催眠者眼前晃动一根系着吊坠的绳子，嘴里念着："睡吧！睡吧！"被催眠者慢慢进入半睡半醒的状态，脑的活力减弱，注意力和判断力降低，只能任由催眠师摆布了。

但是，并非所有人都会被催眠术催眠。美国斯坦福大学的一项研究表明，仅有10%的人容易被催眠，有20%的人完全不会受到影响。这项研究还表明，年龄不同，被成功催眠的概率也不一样。80%的12岁以下儿童会中招！据说，这是因为儿童的前额叶尚未发育完全。

你觉得自己会被催眠吗？

他人的不幸
甜如蜜

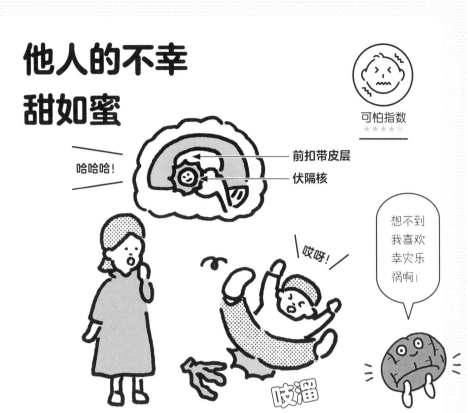

哈哈哈!

前扣带皮层

伏隔核

哎呀!

吱溜

想不到我喜欢幸灾乐祸啊!

俗 话说，他人的不幸甜如蜜。幸灾乐祸虽然很不厚道，但我们的脑却会感到高兴，有项实验证实了这种说法。

在这项实验中，受试者被要求想象老同学功成名就的场景。结果显示，这时负责控制不安和痛苦情绪的前扣带皮层开始反应，受试者会感到嫉妒。

接下来，受试者又被要求想象这些令人羡慕的老同学遭遇不幸的样子。这时，伏隔核取代了前扣带皮层的工作。伏隔核可以产生正面情绪，使我们心情愉悦。之前前扣带皮层反应越强烈的人，伏隔核也越活跃。

顺便说一句，与女性相比，男性的这种表现更强烈！

巨大的冲击
会导致失忆

可怕指数
★★★★★

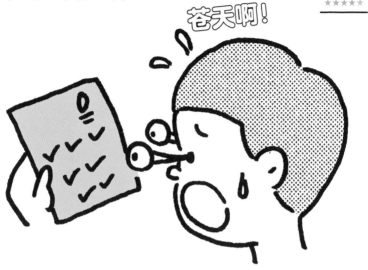

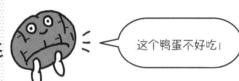

这个鸭蛋不好吃!

记忆储存在脑中，如果我们的头部遭受重创，可能导致失忆，不仅不记得发生过的事情，就连自己是谁都想不起来。但是，并非只有脑受到创伤才会导致失忆。如果我们的内心遭受了巨大冲击，也可能会出现这种情况。

这是为什么呢？其实，这是脑在保护我们的内心。因为经历的事情太痛苦，受到的冲击太大，脑会产生"干脆就当没这回事"等想法，让我们忘记发生过的事情。随着时间的流逝，当心灵的创伤逐渐愈合后，记忆也可能会恢复。

错把害怕时的
心跳加速
当成心动♥

可怕指数
★★★★★

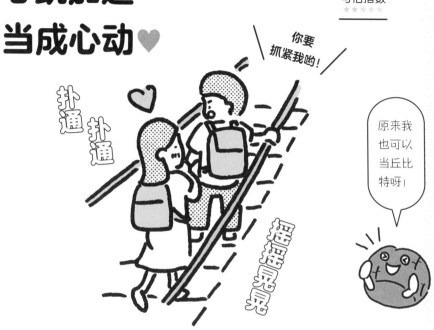

　　如果你不知道该如何向喜欢的人表白，那我来教你一招吧——在吊桥上表白可以大大提高成功率！这就是所谓的吊桥效应。

　　吊桥一般架在比较高的地方，走上去摇摇晃晃的，让人提心吊胆，心跳加快。在这种地方被表白，脑会将因害怕而产生的心跳加速，错误地当成心动的感觉，从而误以为自己喜欢对方。

　　除了吊桥外，鬼屋和过山车也能让人心跳加速，产生类似的效果。不过在鬼屋里或过山车上，可能很难找到恰当的表白时机。

压力也会传染

可怕指数
★★★★☆

陌生的环境、紧张的气氛、难过的经历……这些刺激会对我们的精神和身体产生负面影响，也就是所谓的压力。压力看不见、摸不着，除非我们的身体因为压力产生病痛，否则我们很难察觉到压力的存在。

你知道吗？实际上，压力还会传染给其他人。你可能会想，压力又不是流感，怎么会传染呢？

这是加拿大卡尔加里大学霍奇基斯脑科学研究所通过用老鼠做的压力试验得出的结论。研究人员以两只老鼠为实验对象，给其中一只施加轻度压力，观察它的脑的反应，发现控制记忆和情感的海马体神经细胞产生了改变。

然后，研究人员将两只老鼠放在一起，再检查另外一只没有被施加压力的老鼠的脑，发现它的海马体神经细胞也发生了同样的改变。这项实验证明，压力会传染。

因为实验对象是老鼠，这个实验结论是否适用于人类尚不清楚。但从压力对脑的影响来看，老鼠和人类是很相似的。此外也有数据表明，在人类家庭中，亲属之间的确会传染压力。

没有什么压力，是美食解决不了的！

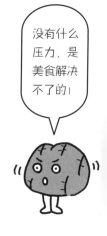

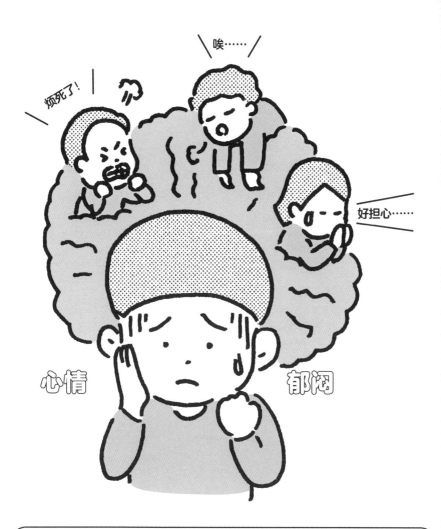

感知压力的部位是脑

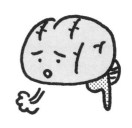

　　压力究竟是由身体的哪个部位感知的呢？答案是脑。当人体遭受压力时，脑的前额皮质会积极做出响应。尤其是当我们面临巨大压力时，负责调节身体状态的自主神经系统会出现紊乱，导致激素分泌失调，使身体觉得不舒服。

一起来体验
奇妙的视觉游戏吧！③

感觉被戳的地方
和实际位置有偏差！

蒙上小伙伴的眼睛，让他伸出手臂。如下图所示，按照A→A→B的顺序，有节奏地用手指戳他的手臂，他就会觉得第二次被戳的地方在A和B之间。

这是因为在感受到第二次被戳之前，又被戳了第三次，受其影响，脑便产生了错觉。

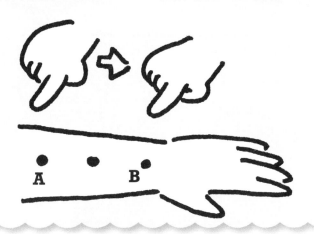

感觉有两个鼻子！

闭上眼睛，把食指和中指交叉起来，用两个指尖夹住鼻子，上下移动，你会感觉自己有两个鼻子！因为就算我们知道手指是交叉的，但脑在处理信息时却不会考虑这一点，所以会产生这种错觉。

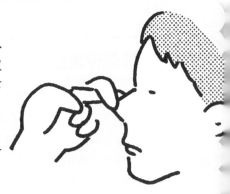

"脑"消失了！

如右图所示，把本书放在眼前约30厘米远的地方，闭上左眼，用右眼看下面这幅画。按从大到小的顺序，将视线从"6"移到"1"，你会发现右侧的"脑"在你扫视的过程中突然消失了。这是因为，人眼存在"盲点"，这里是看不见东西的。

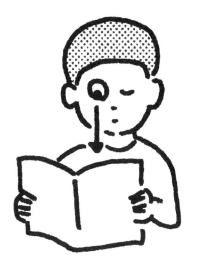

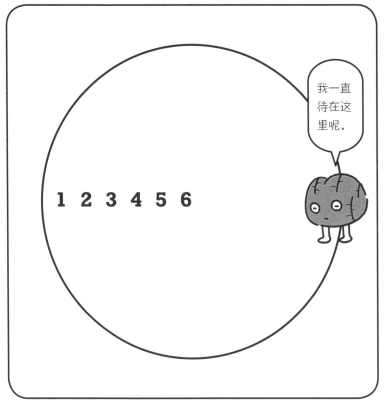

脑能感知他人的健康状况

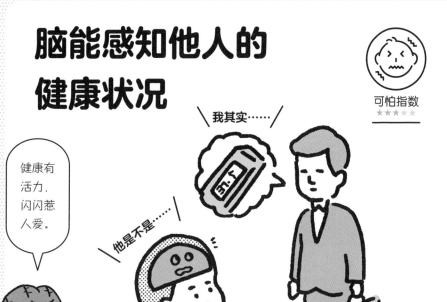

我其实……

健康有活力，闪闪惹人爱。

他是不是……

有时候，我们看到一个人时，脑海中可能会突然闪过一个念头——他是不是不太舒服？

瑞典卡罗林斯卡医学院曾做过一项实验，研究人员先让受试者观看健康的人和发烧的人的照片、视频，并让他们闻提前准备好的气味，然后问他们："哪位看上去像病人？""你想见哪一位？"，观察他们脑的反应。

受试者在看到发烧的人的照片、视频和闻到其气味时，脑呈现出同样的反应，他们的回答也忠于脑的反应，想要见的自然都是健康的人。

脑能够灵敏地感知到别人的身体状况，但是偶尔也会罢工，比如醉酒的时候。

脑喜欢
以貌取人！

可怕指数
★★★★★

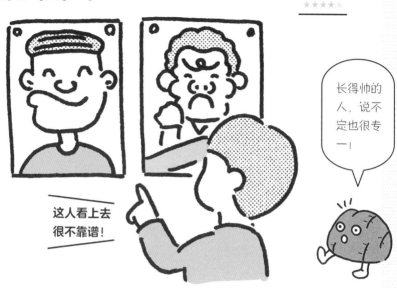

这人看上去
很不靠谱！

长得帅的人，说不定也很专一！

虽说"人不可貌相"，但性格确实会体现在容貌上。一个人是否好相处，通过脸庞的轮廓、眉毛与嘴唇等部位之间的距离就能推断出来。而且，脑还会通过脸庞推测他人的性格。

杏仁核与人们的情绪相关，它也能根据一个人的面部特征来判断他是否可靠。比如，大选时，让人们根据两位候选人的照片猜测哪一位能当选，尽管猜测的依据只有长相，猜中的几率也有七成。女性在这方面的能力尤其强，仅凭照片就能判断出一位男性是否喜欢小孩。

我们可以修饰外表，却骗不了别人的脑，所以还是好好提升自己的内在魅力吧！

出生前
神经细胞
会死掉一半！

可怕指数
★★★★★

正如第104页介绍的，除海马体外，脑神经细胞的数量在3岁之后基本上就不会再有变化了。那3岁之前是怎样的呢？

你一定以为，随着小宝宝逐渐长大，神经细胞在3岁前是不断增多的，其实这只说对了一半。

胎儿在母亲肚子里时，神经细胞会不断分裂、增多，数量比成人的还要多。但胎儿长到9个月时，神经细胞就会停止分裂。接下来，情况会出现逆转——好不容易增加的神经细胞又会迅速地减少。

神经细胞彼此连接，发挥着很多功能。但是，在迅猛增长的神经细胞中，那些无法和其他细胞建立连接的细胞，会走向死亡。在婴儿出生前，多达一半的神经细胞都会死掉，这是从一开始就设定好的"程序性死亡"。

而且，婴儿出生后，神经细胞还会不断减少，3岁时减少到30%，并维持在这个数量。

还没出生就死掉，这真是遗憾呀！

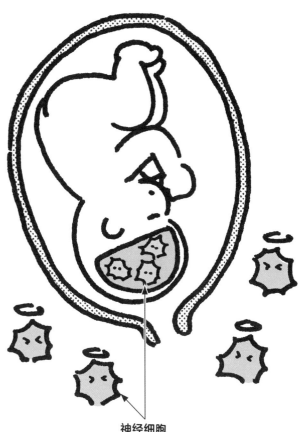

在母亲的腹中

神经细胞

神经细胞受损后无法再生

　　我们身体里的大部分细胞在受到损伤后能够再生，但神经细胞受到损伤后，却无法修复，只能死掉或者萎缩。不过，如果受伤后，积极进行康复治疗，神经细胞之间便能产生新的连接，从而恢复身体的机能。

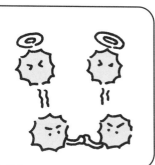

恐怖的经历
想忘也忘不掉

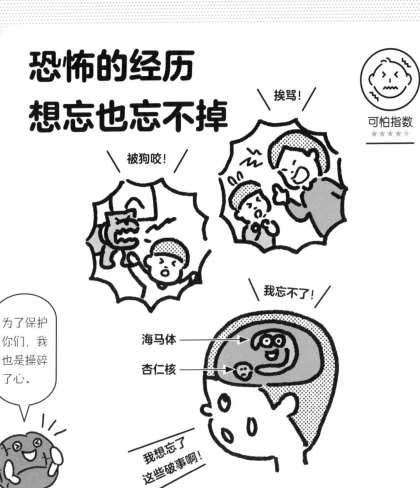

被狗咬！

挨骂！

可怕指数
★★★★☆

为了保护你们，我也是操碎了心。

我忘不了！

海马体

杏仁核

我想忘了这些破事啊！

你还记得上幼儿园时的经历吗？比起那些令人开心的回忆，是不是更清楚地记得迷路、受伤这类不好的事情呢？

没错，脑会对这类事情记得更牢。这是因为，产生恐怖感觉的杏仁核位于主管记忆的海马体附近，杏仁核和海马体"联手"让这些恐怖经历变得难以忘怀。

虽然我们很想早点忘掉这些恐怖的回忆，但印象深刻是有原因的。只有这样，再遇到类似的情况时，我们才知道应该怎么做。这就是所谓的"吃一堑，长一智"。

被"点赞"能让人上瘾

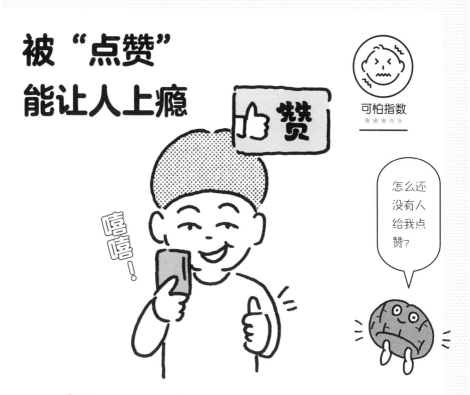

可怕指数
★★★★★

赞

嘻嘻！

怎么还没有人给我点赞？

很多人喜欢在社交平台上发布自己的感想和照片，期待看到别人的点赞或评论。甚至有人会专门为了这个目的发布信息，这是因为被"点赞"能让脑"上瘾"。

美国加州大学洛杉矶分校曾做过一项实验，让13～18岁之间的年轻人使用社交软件，观察他们的脑的反应。在实验中，受试者用10分钟在社交平台上看了148张照片，其中有40张是他们自己拍摄的。

实验发现，当受试者看见有人给自己的照片"点赞"时，脑中与正面情绪相关的伏隔核会变得兴奋，而沉迷于酒精和博彩的人的伏隔核也会处于同样的状态。这说明，被"点赞"具有让人上瘾的效果。

脑是个"赌徒"

可怕指数
★★★☆☆

彩票、网络赌博、有博彩性质的赛马、赛艇……很多大人痴迷于这类赌博活动，这是为什么呢？答案可能是因为脑本身就很喜欢赌博。

这是研究人员通过实验得出的结论。在这项实验中，研究人员给猴子提供①和②两个选择。如果猴子选择①，就给它150毫升果汁。如果猴子选择②，那么它拿到200毫升果汁和100毫升果汁的概率各占一半。

结果显示，猴子选择②的次数更多。也就是说，就算可能得到更少的果汁，猴子也愿意为了得到200毫升果汁去赌上一把。当它这样做时，脑里的扣带皮层会产生反应，这就是脑喜欢赌博的原因。

其实，人也具有同样的倾向。如果有两个选项摆在我们面前，选①肯定能得到100元，选②可能得到200元或一分钱也没有。那我们会怎么选呢？

实验显示，选②的人更多。不过，如果金额大幅提高，比如选①能得到100万元，选②可能得到200万元或一分钱也没有，大家就会更倾向于选①。也就是说，如果奖金的金额很大，人们就会更倾向于选择确定的收益，而不是去冒险。

今天去哪儿赌呢？

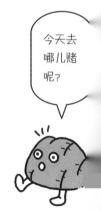

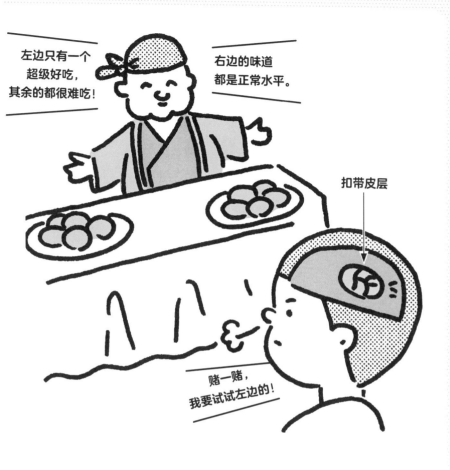

脑容易弄不清数字

有时候，脑在处理数字时很大意，一点也不精确。比如，当我们在购物的时候，一件东西1000元，另一件东西998元，明明只相差2元，脑却会觉得这两件东西价格相差很大。这是因为一个是四位数，一个是三位数，所以脑会觉得这两个数字相差很大，998元显得便宜很多，这其实是商家常用的定价艺术。

不是你的手，
也会有"触觉"？

可怕指数
★★★★☆

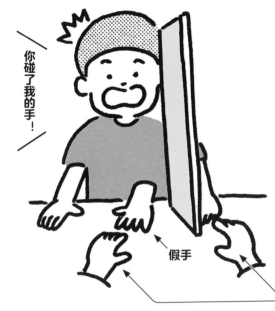

你碰了我的手！

假手

同时触碰
真手和假手

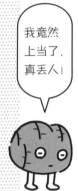

我竟然
上当了，
真丢人！

把放在眼前的橡胶手当成自己的手，声称能够感受到橡胶手被触摸时的感觉，这种恐怖的错觉被称为"橡胶手错觉"。

这项实验是怎么做的呢？我们以左手为例，把一只橡胶手放在左手边，再用隔板挡住左手，眼睛一直盯着橡胶手。接下来，让实验人员同时触摸假手和你的真手，过一会儿，你就会把橡胶手这边的"视觉"和真手感觉到的"触觉"联系起来。之后实验人员即使只触碰橡胶手，你也仍然会有被触碰的"感觉"。

这是因为，脑以为视觉和触觉会同时发生，于是自动给视觉信号配上了触觉感受。

脑子乱了！斯特鲁普效应

颜色和文字的意思不一致

斯特鲁普效应是指当颜色和文字意义不符时，大脑会被绕晕。来体验一下吧！你能说出下列汉字的颜色吗？

你是不是也得犹豫一下呢？明明是蓝色，差点说成红色；明明是黄色，差点说成黑色。

人在辨认颜色时，同时也读懂了文字的意思，二者不一致，脑就会被绕晕，导致无法快速答出来。

红 黑 绿 黄

不光是文字，生活中常见的东西也如此

右侧的图标中，上方是信号灯，下方是厕所标志，是不是觉得哪里不对劲？当颜色和文字的搭配跟我们平常见到的不一样时，也会产生斯特鲁普效应。

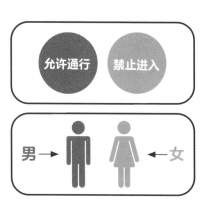

允许通行　禁止进入

男 → 　 ← 女

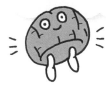

但如果某个国家常用的标志跟上图一样的话，那这个国家的人就不会产生斯特鲁普效应。

有人一听算术就头疼

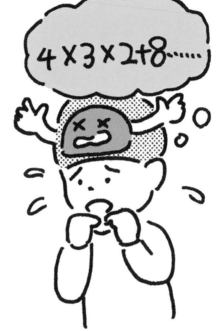

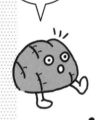

其实你并不是真的那么不擅长算术！

有些人讨厌算术，一看到算式就头疼难受。美国芝加哥大学曾做过一项实验，让讨厌算术的人和不讨厌算术的人都做小学生就会做的计算题，并观察他们的脑的反应。

实验显示，讨厌算术的人看到算术题时，感知疼痛的岛叶和扣带皮层会产生类似于烧伤时的反应。研究人员还发现，他们只有在看到考题时才会有这种反应，答题过程中并不会感到痛苦。这项实验说明，他们其实是压根就不愿意考虑算术这件事，想想就头疼。

那么，如何才能消除这种痛苦呢？答案很简单——放轻松，别老想着自己不擅长算术，用平常心对待就可以了。

身体动不了，脑却很清醒

可怕指数
★★★★★

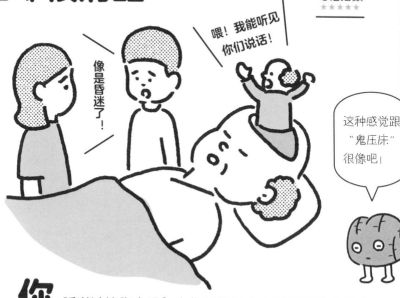

你 听说过植物人吗？人们用植物人来形容那些由于意外或疾病导致脑部受伤，全身无法动弹，连眼睛都不能转动的病人。我们通常认为，植物人没有意识，但在对植物人的脑活动进行调查后，人们有了惊人的发现。

研究人员先用几句话呼唤患者，并观察他们脑的活动状态，结果发现脑表现出了强烈的反应。当被问到"你的名字是XX吗？"时，患者的脑会做出"是"或者"否"的回应。甚至有的患者能做出更具体的回应，比如"虽然变成了植物人，但我很高兴自己还活着"。

这项实验说明，就算是无法动弹的植物人，也可能依然有意识，而且可以通过机器与外界进行交流。

脑不愿意面对自己的死亡

可怕指数
★★★☆☆

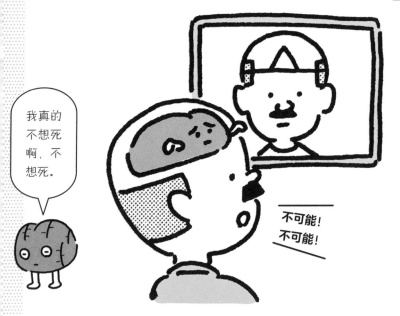

人终有一死，这是再正常不过的，但脑却不愿意承认，以色列巴伊兰大学通过一项实验得出了上述结论。在这项实验中，研究人员给受试者看其他人的照片，同时出示"坟墓""葬礼"等与死亡相关的词语，观察受试者的脑活动。结果发现，在浏览照片时，脑会做出反应。但当看到自己的照片和与"死亡"相关的词语放在一起时，脑却没有任何反应。

　　这说明，当脑在接触到关于自己有可能死亡的信息时，便会停止思考，显得漠不关心，为什么会出现这种现象呢？这是因为脑想逃避"人终有一死"的恐惧，不愿面对自己的死亡。

脑绝不认错

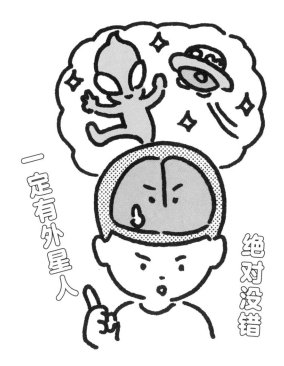

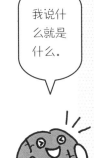

脑 经常固执己见，不愿承认错误，如果认定什么是对的，即便有相反意见，也会选择视而不见。

比如，有些人习惯游泳后用自来水洗眼睛，但最近有科学研究证明这种做法对眼睛不好。这时，脑就会找各种理由拒绝改变以往的做法，如"游泳馆里有专门洗眼睛用的水""眼睛不洗不舒服"等，甚至还会歪曲事实，说不洗眼睛才是错的。

只有不断接触正确的信息，脑才能改变之前的固有观念。

看到别人被挠痒痒，
自己也觉得痒

可怕指数
★★★★★

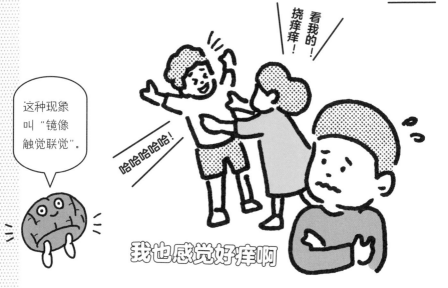

有些人拥有一种特殊的感觉，看到旁边的人被触碰时，会觉得自己也被触碰了。

美国特拉华大学的一项实验表明，每100个人中就有2个人拥有这种感觉。在实验中，研究人员让学生将手放在桌上，手心朝上，然后让他们看一个视频，视频中会有人触碰演员的手的各个部位。这时，有学生说感觉自己的手也被触碰了。

这种现象的具体成因目前还不清楚，可能是看到别人被触碰时，脑的触觉感知区域反应过度所致。

如果是令人舒适的感受还好，但这些人对那些痛苦的画面也能感同身受，所以这种感觉其实挺恐怖的。

　第3章　可怕的脑

外国口音综合征
是怎么回事？

可怕指数
★★★★☆

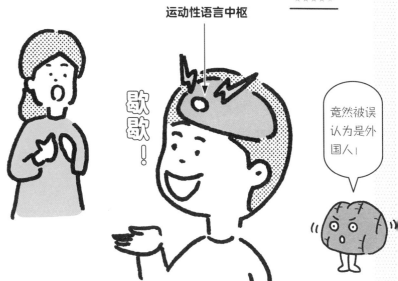

运动性语言中枢

歇歇！

竟然被误认为是外国人！

你 听过说外国口音综合征吗？这种病是指有些人在脑遭受损伤后，竟意外地发现自己说话带有外国口音，比如明明平时说中文，却突然带上了严重的韩语腔调。

这听上去很不可思议吧？这种病非常罕见，目前全球只有100多例。人们还不清楚这种现象的具体成因。

有种说法认为，这是由于左脑中与发声有关的运动性语言中枢因为意外或疾病受伤引起的。最近也有研究报告称这种现象是由心理因素导致的。

不管是什么原因引起的，这种病都会影响患者说话，而且它非常罕见，至今仍没有公认的疗法，是超棘手的疑难杂症。

"灵魂附体"
的科学原理

可怕指数
★★★★★

世界上有很多不可思议的现象，其中有一种被称为"灵魂附体"。被灵魂附体的人，身体就像被别人控制了似的，会做出一些令人匪夷所思的举动，或者无意识地写一些奇怪的文字。

从科学的角度来说，灵魂附体是解离性障碍的症状之一。所谓解离，是指意识和行动不一致，也就是说，无意识地写字并非灵魂附体，而是一种病症。

人们也研究过这种病。2012年，美国宾夕法尼亚大学对有过灵魂附体症状的人进行调查研究后，得出了令人震惊的结果。

研究人员首先分析了这类患者在灵魂附体后写的字，发现他们写的内容比正常时更复杂。此时患者的脑中发生了哪些变化呢？调查显示，在灵魂附体的状态下，患者左右脑的协同平衡状态被打破，脑各个区域的活动都产生了变化。

这样看来，灵魂附体不是脑的反应变得迟钝，而是脑努力运转的表现。至于为什么会出现这种现象，目前还不太清楚。

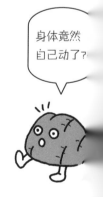

身体竟然自己动了？

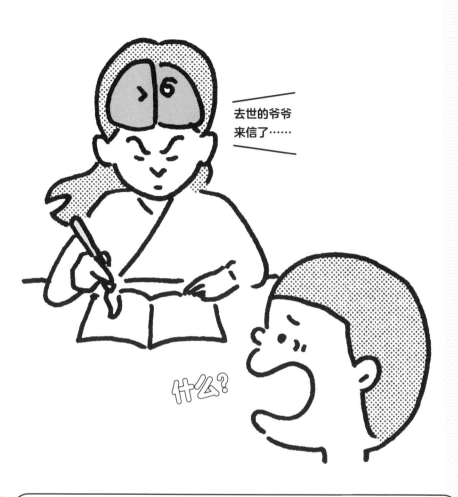

被作曲家的灵魂附体了?!

　　说到灵魂附体，就不得不提到英国有名的通灵者罗斯玛丽·布朗。有一天，她声称自己被多位著名作曲家的灵魂附体，写出了400多首曲子，这件事成了轰动一时的大新闻。如今，我们当然无从考证她是否真的被作曲家的灵魂附体了。不过，她当时写下的那些曲子，我们现在还能听到呢!

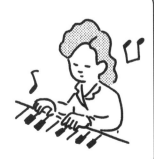

脑研究之可怕篇
濒死体验是脑产生的幻觉?!

徘徊在生死边缘时，会看到花田或祖先？

人们曾调查过那些因遭遇事故或生病而差点死亡的人，发现不管是在哪个国家、不管是男是女，大家的经历很相似——他们觉得自己的灵魂离开了身体，看见自己躺在床上，还会看到花田或者祖先。这种奇特的体验被称作濒死体验。

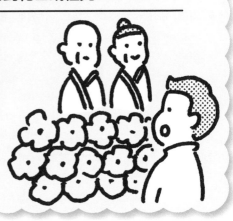

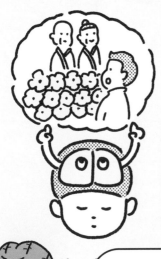

其实是脑的幻想？

虽然上面的描述很像死后的世界，但也有研究报告指出，那不过是脑的幻想而已。为什么会出现这种情况呢？有种说法认为，这是因为当人濒临死亡时，脑会分泌一种叫内啡肽的化学物质，来缓解死亡造成的痛苦，使人产生幻觉。还有种说法则认为，这是因为当人快要死亡时，血液中的含氧量迅速降低，使人产生幻觉。

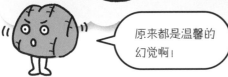

原来都是温馨的幻觉啊！

参考文献

● 『脳はなにかと言い訳する』(池谷裕二・著／祥伝社・刊)

● 『脳はなにげに不公平』(池谷裕二・著／朝日新聞出版・刊)

● 『脳には妙なクセがある』(池谷裕二・著／扶桑社・刊)

● 『海馬　脳は疲れない』(池谷裕二　糸井重里・著／朝日出版社・刊)

● 『単純な脳、複雑な「私」』(池谷裕二・著／講談社・刊)

● 『やさしくわかる　子どものための医学　人体のふしぎな話３６５』
　(坂井建雄・監修／ナツメ社・刊)

● 『不思議すぎる人体のしくみ図鑑』(坂井建雄・監修／宝島社・刊)
　(《奇妙的人体结构图鉴》，坂井建雄监修，冯利敏译，南海出版公司，2020 年)

● 『面白くて眠れなくなる人体』(坂井建雄・著／ＰＨＰ研究所・刊)

● 『脳の謎　誰も知らない隠された能力』(日経ナショナル ジオグラフィック社・刊)

● 『脳にいいこと 悪いこと大全』(柿木隆介・著／文響社・刊)

● 『科学的に元気になる方法集めました』(堀田秀吾・著／文響社・刊)

● 『図解雑学　脳のしくみ』(岩田誠・監修／ナツメ社・刊)

● 『ポプラディア情報館　人のからだ』(坂井建雄・監修／ポプラ社・刊)

● 『ポプラディア大図鑑 WONDA　人体』(坂井建雄・監修／ポプラ社・刊)

● 『だまされる目　錯視のマジック』(竹内龍人・監修／誠文堂新光社・刊)

● 『錯視の魔術』
　(ジャンニ・A・サルコーネ　メアリー＝ジョー・ウェバー・著／教育画劇・刊)

● 『Newton 別冊　脳とは何か』(ニュートンプレス・刊)

● 『大人のための図鑑　脳と心のしくみ』(池谷裕二・監修／新星出版社・刊)

● 『からだの大常識』(丸山敬・監修／ポプラ社・刊)

● 『学習図鑑　からだのかがく　脳』(ルーファス・ベラミー・著／ほるぷ出版・刊)

● 『つじつまを合わせたがる脳』(横澤一彦・著／岩波書店・刊)

四本裕子 / 编

　　1976年出生于日本宫崎县，1998年毕业于日本东京大学，曾在美国马赛诸塞州布兰戴斯大学研究生院攻读心理学和神经科学，2005年取得博士学位。曾任美国波士顿大学及哈佛大学医学部附属马萨诸塞州综合医院研究员、日本庆应义塾大学副教授，自2012年起任日本东京大学研究生院综合文化研究科副教授。

ZANNEN? HAMPANAI! NO_NO_NAKA NO
BIKKURI JITEN
Supervised by Yuko Yotsumoto
Text Copyright © 2020 by Yu Kozaki
Illustrations Copyright © 2020 by Tokuhiro Kanoh
All rights reserved.
First published in Japan in 2020 by POPLAR
Publishing Co., Ltd.
Simplified Chinese edition arranged with
POPLAR Publishing Co., Ltd.
Simplified Chinese translation copyright © 2023
by Beijing Poplar Culture Project Co., Ltd.

著作权合同登记号：01-2023-0476

图书在版编目（CIP）数据

大脑是个超级贪吃鬼 / （日）四本裕子编；（日）小崎雄文；（日）加纳德博图；宋三三译. -- 北京：新星出版社，2023.3（2023.5重印）

（惊奇人体研究所）

ISBN 978-7-5133-5159-1

Ⅰ.①大… Ⅱ.①四… ②小… ③加… ④宋… Ⅲ.①人体—少儿读物 Ⅳ.①R32-49

中国国家版本馆CIP数据核字(2023)第015724号

惊奇人体研究所 大脑是个超级贪吃鬼

[日]四本裕子 / 编　　[日]小崎雄 / 文
[日]加纳德博 / 图　　　　宋三三 / 译

责任编辑：赵清清
选题策划：周　迅　郎旭冉
审　　校：李雅堂
责任印制：李珊珊
装帧设计：李小茶

出版发行：新星出版社
出版人：马汝军
社　　址：北京市西城区车公庄大街丙3号楼
　　　　　100044
网　　址：www.newstarpress.com
电　　话：010-88310888
传　　真：010-65270449
法律顾问：北京市岳成律师事务所

读者服务：010-67708556
　　　　　service@poplar.com.cn
邮购地址：北京市朝阳区东三环中路20号楼乐成中心
　　　　　A座1902-1905单元　100022

印　　刷：北京盛通印刷股份有限公司
开　　本：787mm×1092mm 1/32
印　　张：5
字　　数：200千字
版　　次：2023年3月第1版 2023年5月第2次印刷
书　　号：ISBN 978-7-5133-5159-1
定　　价：45.00元